AF296574

DE L'EMPLOI

DE LA

VASE DANS LES BAINS DE MER

DE LA SUÈDE

PAR

LE DOCTEUR HENRI DOR

DE VEVEY (SUISSE)

CHEVALIER DE L'ORDRE DE WASA (SUÈDE)

Membre correspondant des Société médicale allemandes de Paris et linnéenne de Lyon, membre titulaire des sociétés entomologiques de France, de Berlin et de Stettin, de la Société des sciences naturelles du canton de Vaud, etc., etc.

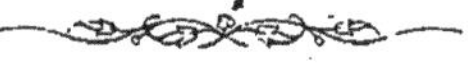

PARIS,

GERMER-BAILLIÈRE, LIBRAIRE-ÉDITEUR,

17, rue de l'École-de-Médecine.

BERLIN,

A. HIRSCHWALD, LIBRAIRE-ÉDITEUR,

Unter den Linden, 69.

1864.

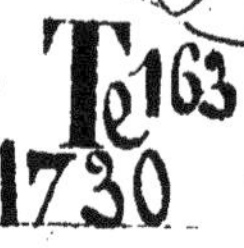

DE L'EMPLOI

DE LA

VASE DANS LES BAINS DE MER

DE LA SUÈDE

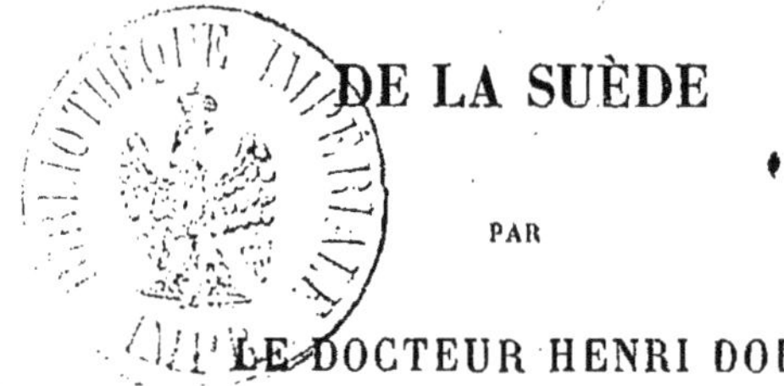

PAR

LE DOCTEUR HENRI DOR

DE VEVEY (SUISSE)

CHEVALIER DE L'ORDRE DE WASA (SUÈDE)

Membre correspondant des Société médicale allemandes de Paris et linnéenne de Lyon, membre titulaire des sociétes entomologiques de France, de Berlin et de Stettin, de la Société des sciences naturelles du canton de Vaud, etc., etc.

PARIS,

GERMER-BAILLIÈRE, LIBRAIRE-ÉDITEUR,

17, rue de l'École-de-Médecine.

BERLIN,

A. HIRSCHWALD, LIBRAIRE-ÉDITEUR,

Unter den Linden, 69.

1861.

PRÉFACE.

Dans l'ensemble des sciences médicales, la balnéologie est peut-être la branche sur laquelle on a le plus écrit et le plus discuté dans ces dernières années. Partout on découvre de nouveaux bains et de nouvelles sources : chaque localité, même la moins importante, fait le sujet d'une monographie, et le zèle intrépide de quelque savant bibliophile peut seul voir clair au milieu de ce chaos de matériaux, les classer dans un ordre systématique, éloigner des quantités de détails superflus, séparer des nombreuses exagérations l'exacte vérité, et arriver à compléter un ouvrage destiné à guider le médecin dans le choix si difficile qu'il doit faire pour ses malades. Nous possédons de nombreux ouvrages qui ont été faits de la sorte et plusieurs d'entre eux avec un soin scrupuleux que nous nous plaisons à reconnaître ; mais dans un grand nombre de détails, importants pour le médecin comme pour le malade, on sent trop bien que le guide que l'on veut suivre n'a pas une connaissance personnelle suffisante des faits qu'il avance : trop souvent le médecin et le malade ont à se repentir d'avoir ajouté trop de foi à des conseils donnés dans le but bien louable d'étendre la renommée de tel ou tel établissement, mais qui finissent par lui nuire lorsque quelques insuccès en ont démontré la fausseté. En général, nous sommes intimement persuadé que la littérature balnéologique ne pourrait que gagner, si les auteurs voulaient s'entendre pour quitter le rôle de panégyristes et rester dans les limites d'une saine science.

1

C'est pour obvier à ce grave inconvénient que plusieurs gouvernements ont pris à cœur de faire examiner à fond leurs propres ressources au point de vue de la balnéologie. En France, l'Académie de médecine et la Société d'hydrologie médicale ont déjà obtenu d'excellents résultats de leurs efforts. — Dernièrement aussi, l'université d'Édimbourg proposait un concours sur les eaux minérales de l'Écosse, et elle peut se féliciter d'avoir ainsi donné le jour à l'excellente monographie du docteur Murray Thomson. La Suède suivit les traces de l'Écosse et le conseil de santé de ce royaume offrit également un prix pour un ouvrage pareil sur les établissements de bains et les eaux minérales de la Scandinavie [1].

La tâche était belle et n'était pas hérissée de trop de difficultés, car Berzélius dont les analyses chimiques, malgré tous les perfectionnements découverts depuis sa mort, sont encore un modèle de précision et d'exactitude, s'était chargé de cette partie du travail. Cependant le grand nombre de sources minérales et d'établissements de bains que possède la Suède, nous arrêta dès l'abord et nous dûmes restreindre nos observations à un champ plus modeste et moins étendu.

Nous nous bornerons donc, dans les quelques pages qui vont suivre, à étudier les bains de mer et particulièrement l'emploi que

[1] La Suède avait d'autant plus besoin d'un travail pareil , que les ouvrages les plus complets et les plus récents la passent sous silence d'une manière incompréhensible. — Nous la cherchons en vain au nombre des pays que doit étudier l'ouvrage de M. Rotureau , car il nous dit dans son avant-propos: Le premier volume a pour objet les eaux minérales de la France, le deuxième, celles de l'Allemagne et de la Hongrie et le troisième celles de la Suisse, de la Savoie, de la Sardaigne , du Piémont, de la Lombardo-Vénétie, de la Belgique, de l'Espagne et de l'Angleterre.

Dans un autre ouvrage, non moins important sous un autre point de vue, nous voyons une analyse de l'eau de Ronneby, empruntée à Berzélius , mais l'auteur a soin d'ajouter que cette source se trouve *en Angleterre !* Nous aimerions à croire à une faute d'impression, mais le fait que nous trouvons sur la même page, *Goslar en Suisse !* ne nous permet pas d'être si indulgent pour les connaissances géographiques de l'auteur.

l'on y fait de la vase, parce que sous bien des rapports ils diffèrent des établissements analogues que l'on trouve dans d'autres pays et offrent plusieurs particularités intéressantes au double point de vue de la balnéotechnique et de la thérapeutique. — Notre but n'est pas de faire des découvertes, et sauf quelques analyses chimiques nouvelles, les Suédois trouveront peut-être peu de faits nouveaux dans ce petit travail; mais nous avions à cœur de faire connaître au dehors de la Suède les immenses ressources que ce pays possède (sans toujours en tirer tout le profit possible), ressources dont on n'a aucune idée en France et que l'on connaît à peine en Allemagne par les trop courtes notices publiées par M. v. der Busch dans le *Journal de balnéologie* et reproduites dans *Schmidt's Jahrbücher*, etc.

Et maintenant, avant d'entrer en matière, qu'il me soit permis d'offrir mes sincères remercîments à tous les médecins des divers établissements que j'ai visités, tant pour leur aimable accueil que pour les renseignements qu'ils ont bien voulu me fournir. Je suis heureux aussi de pouvoir ici témoigner publiquement ma sincère reconnaissance à M. le professeur A. Retzius, à M. le docteur Hœk, à Stockholm; à M. le docteur Langell, à Gothenbourg, et au docteur Hoppe, à Berlin.

INTRODUCTION.

En suivant l'ordre admis généralement dans toutes les monographies, nous aurons à nous occuper d'abord de réunir les données éparses que nous trouvons dans les divers auteurs sur le sujet que nous désirons étudier. Nous passerons donc en revue la bibliographie, l'historique des bains de boue et de vase, puis les caractères physiques et chimiques de la vase, la manière de la rechercher, les préparations qu'elle doit subir avant qu'on puisse s'en servir, son mode d'application, son action physiologique et ses applications thérapeutiques. Il nous restera alors, dans une deuxième partie de ce travail, à donner quelques détails sur chaque établissement en particulier.

Mais avant d'entrer en matière nous devons, puisque la Suède est un pays encore peu fréquenté par les étrangers, dire quelques mots des communications et du genre de vie qu'on mène dans les bains.

Les bains de la côte occidentale de la Suède sont, comme nous le verrons plus tard, ceux où l'emploi de la vase est le plus répandu et ceux qui comptent le plus de visiteurs. Cette affluence tient en grande partie à la différence sensible qui existe entre l'eau de la mer du Nord (Kattegat) et celle de la Baltique. En raison de cette affluence de baigneurs, des bateaux à vapeur font, dès le commencement de la belle saison, un service régulier, tous les deux ou trois jours, quelquefois même tous les jours, entre les établissements de bains et Gothenburg. Cette dernière ville est pour ainsi dire le centre d'où il faut toujours partir et où il faut toujours revenir. Une correspondance également régulière existe entre Gothenburg, Copenhague et Lübeck, ou bien pour les voisins d'outre-mer qui ne craignent pas une traversée de trois jours, entre l'Angleterre et la Suède, de Hull à Gothenburg et retour, une fois par semaine.

Quant aux stations de la Baltique, on se rend à Wisby (île de Gothland) en prenant le bateau de Stockholm ou de Stettin. Stockholm est le point de départ pour les autres bains de Furusund, Norrtelje et Hillevik. Le genre de vie que l'on mène dans les bains de Suède est simple et facile. L'étranger qui viendrait à Særœ, Marstrand ou Strœmstadt, après être habitué à Dieppe, Ostende, Scheveningen, Brighton, Ventnor, Scarborough ou tel autre de ces lieux d'élite où la mode rassemble toutes les années le monde *fashionnable*, serait tout d'abord singulièrement frappé à l'aspect des côtes de la Suède. Non-seulement, en effet, la nature rocailleuse et aride de la côte occidentale de la Scandinavie ne présente aucun rapport avec la plage sablonneuse de Brighton ou les cailloux de Dieppe, mais le voyageur y chercherait en vain ces maisons princières bâties avec tout le luxe et le confort de la civilisation moderne, que l'on rencontre maintenant dans presque tous les principaux établissements de la France et de l'Angleterre. Le contraste est si grand que dans plusieurs bains de la Suède, à Marstrand, par exemple, il n'y a pas même d'hôtel. Un petit appartement, quelquefois même une seule chambre dans une maison de paysan, voilà tout ce que demandent les Suédois et certes ils ne s'en trouvent pas plus mal. En revanche il existe ordinairement dans le voisinage du Kursaal un restaurant très-bien monté où l'on fait chercher ses repas, si l'on ne veut pas prendre part à la table commune. Ajoutons encore, pour terminer cette courte esquisse, que l'étranger y trouve une hospitalité, un accueil vraiment exceptionnels, nous allions même dire vraiment suédois. Un concert, un bal champêtre auquel prennent part des personnes de la plus haute aristocratie suédoise, égaient souvent la soirée. En un mot l'on vit dans une atmosphère de tranquillité et avec un sans-gêne qui doit singulièrement reposer l'habitant des villes, et c'est là sans contredit un point très-important dans toutes les cures de bains. En effet un changement d'habitudes a souvent la plus heureuse influence, et l'on doit y attacher autant d'importance qu'au précepte que chaque médecin répète à ses malades, lorsqu'il les envoie faire une cure de bains : Laissez de côté, autant que faire se peut, tous les soucis journaliers. C'est là une vérité de tous les temps et de tous les pays, et sur tous les bains on devrait graver en caractères ineffaçables l'inscription si connue des bains d'Antonin à Rome :

> Curæ vacuus hunc adeas locum
> Ut morborum vacuus abire queas,
> Non enim hic curatur, qui curat.

Enfin il est une dernière différence essentielle entre les bains de la Suède et ceux du reste de l'Europe, c'est le *modus faciendi*. Tandis qu'en France et en Angleterre, comme en Hollande et en Belgique, les bains d'eau de mer chauffée[1] sont une exception, ils sont la règle en Suède, et l'usage d'augmenter l'action des bains par des frictions de vase marine ou de boue minérale est si répandu en Scandinavie qu'il fait pour ainsi dire partie intégrante de la cure de bains de mer. — C'est cette application de la vase à la thérapeutique que nous nous proposons d'étudier d'une manière toute spéciale dans les quelques pages qui vont suivre. Puissent-elles contribuer à faire connaître au loin les grandes ressources de la Suède, et puisse la *méthode suédoise* d'employer la vase, ce mode de traitement si efficace, trouver de nombreux imitateurs pour le plus grand bien de l'humanité souffrante !

---

[1] Il ne faut pas oublier que, lorsqu'on emploie l'eau de mer chauffée, on peut commencer les bains dès le premier printemps et les prolonger assez avant dans l'automne, ce qui est d'une grande importance pour toutes les maladies qui demandent une cure de bains prolongée. Cela s'applique tout particulièrement aux scrofules et à diverses affections rhumatismales invétérées.

DE L'EMPLOI

DE LA

VASE DANS LES BAINS DE MER

DE LA SUÈDE.

CHAPITRE PREMIER.

HISTORIQUE ET BIBLIOGRAPHIE[1].

Les bains de boue et l'emploi de la vase ne sont point une invention moderne. Le plus ancien naturaliste dont les ouvrages soient parvenus jusqu'à nous, le célèbre Pline, nous parle déjà de l'usage que l'on faisait de la boue comme médicament. Il en vante les bons effets, lorsqu'on l'applique sur les parties malades et la fait ensuite sécher au soleil. (Il est surtout question ici de la vase d'eau douce.) *Muscus*, dit-il, *qui in aqua fuerit podagris illitus prodest*[2]. Les Juifs faisaient également usage de la vase. Mead[3] attribue à la vase l'action miraculeuse du réservoir de Béthesda (voir Évang. selon saint Jean, chap. 5, vers. 2-8). « Autour du réservoir de Béthesda, » dit-il, « se trouvaient cinq portiques où les malades attendaient jusqu'à ce que l'eau fût troublée par une ondée subite ou par un fort vent ; alors ils descendaient dans l'eau, croyant que l'ange de la guérison était venu pour troubler l'eau. » Nous ne savons sur quelles données historiques repose cette opinion de Mead sur les causes qui troublaient l'eau du réservoir de Béthesda. Peut-être y avait-il là une de ces sources où un développement de

---

[1] Nous verrons par la suite qu'il existe une différence essentielle entre les bains de boue et ceux de vase, mais cette distinction n'ayant point été faite jusqu'ici, nous sommes, pour ce qui a trait à l'histoire de ces établissements, obligé de réunir dans un même chapitre ce qui se rapporte à ces deux ordres de bains.

[2] *Plinii Historia naturalis*, lib. XXI, cap. 6, p. 551. *Basileæ. Fol.* Voir aussi : lib. XXI, 4 et 32, et lib. II, cap. 106.

[3] Mead, *Abhandlung von den Krankheiten, deren in der heiligen Schrift Erwæhnung geschieht.*

gaz fait de temps en temps jaillir de la boue, comme on en rencontre de nos jours à Tatenhausen, dans l'île d'Œsel, en Livonie et surtout dans certaines contrées volcaniques (Espagne, Italie, île de Taman dans la mer Caspienne, dans les Indes, à Java, etc.). Les célèbres volcans de boue des steppes des Kirghises ne sont pas autre chose. — Ajoutons seulement que le passage de la Bible qui fait mention de l'ange de la guérison est un de ceux dont l'authenticité est contestée par les théologiens.

Galien rapporte aussi avoir vu à Alexandrie des hydropiques et d'autres malades guéris par des frictions faites avec une terre grasse et argileuse. Il recommande cette médication dans toutes les inflammations, les enflures œdémateuses, les hémorrhoïdes et diverses douleurs fixes [1].

Chacun sait que la vase du Nil, déposée par ce fleuve dans ses inondations annuelles régulières, était très-souvent employée dans un but médical. Selon Andréas Baccius on en faisait usage comme d'un fortifiant dans les cas de faiblesse résultant d'une longue maladie, contre diverses tumeurs, de violentes douleurs fixes, les contractures des membres, des ulcères malins, dans les affections chroniques de la peau, les tuméfactions œdémateuses, les inflammations chroniques et la faiblesse des pieds [2].

Dans divers auteurs nous voyons la boue ordonnée sous forme d'applications locales contre des brûlures, des piqûres d'ortie, etc. D'après Reichel, un cataplasme de terre et de vinaigre appliqué sur le nez, serait très-efficace contre des éternuements opiniâtres [3].

Si l'on attribue de pareils effets à la vase ordinaire des fleuves, des étangs et des lacs, ou même à l'argile et à la terre de nos campagnes, que ne peut-on attendre des boues minérales ou de la la vase marine qui, comme Palliardi [4] le fait remarquer avec raison, sont à la boue et à la vase ordinaire, ce que les eaux minérales ou l'eau de mer sont à l'eau douce? En effet, il n'est pas douteux que les boues minérales ne doivent une partie de leurs propriétés thérapeutiques aux qualités de l'eau dont elles sont saturées. — Pline dit : *Tales aquæ sunt, qualis terra est per quam fluunt ;* et le contraire est également vrai : *Talis terra est, quales aquæ quæ ex ea fluunt.*

Les boues minérales étaient aussi très-employées chez les romains dans des établissements *ad hoc.* Martial, Ammianus Marcellinus, Claudien, etc., nous parlent à plusieurs reprises des *Aquæ aponenses*, et les nombreuses inscriptions romaines retrouvées près de Padoue nous permettent de reconnaître dans ce nom collectif les diverses sources d'Abano, de Battaglia, de Sainte-Hélène et de San-Pietro, situées à peu de distance les unes des autres.

Jean de Dondis employait la boue de ces mêmes sources en frictions sur les parties malades et la faisait ensuite sécher au soleil. Il attribue à ces frictions une action résolutive dans les affections dont le siége est sous la peau. « *Sunt enim*, dit-il, « *qui utuntur cœno seu luto quod residet ab hujusmodi aquis in ipsis fontibus et locis scaturiginis earum, apponendo illud supra membra, et tenendo illa sic lutata in sole, donec lutum exsiccatur, quod vehementer adjuvat resolutionem et exsiccationem subcutaneorum morborum* [1].

Michel Savonarola ordonne des frictions pareilles pour les tuméfactions articulaires, et lorsque la boue (qu'il faisait appliquer chaude) est refroidie, il lave la partie malade avec de l'eau minérale chauffée et répète ce procédé plusieurs fois par jour. Il considère comme une condition essentielle que la boue soit maintenue dans une température chaude constante [2].

Nous ne pouvons nous empêcher de citer ici une inscription mortuaire qui se trouve dans les environs d'Abano : (Au dire de Reichel, *Diss. med.*, etc. Voyez aussi : *Kneisleri, neueste Reisen*, ep. 72 ; de même Lersch, etc.). Curiosissimum illud et portentose cothurnatum epitaphium lobkovitianum in templo vicus Abano, his verbis ingeniosis respicit : « *Hic medico pedes imbuit cœno, et eluto mortalitatis luto animam induit cœlo. Ita per lutum, aquam, ignem transivit ad refrigerium, etc.* »

[1] Johannes de Dondis, *Consideratio de fontibus calidis agri Patavini*, 1370.

[2] Michael Savonarola, *De balneis et thermis naturalibus omnis Italiæ sicque totius orbis proprietatibusque eorum. Junctæ collectiones de balneis*, 1553.

Nous trouvons encore d'autres détails sur ces *aquæ aponenses*
dans les ouvrages suivants :

G. Morelli, *Tractatus de thermis Patavini agri, aquis medicatis et
de causis qualitatum quæ iis insunt*. Patav. 1567.

J. Cornarii, *De thermis Patavinis carmen*. Patav. 1553.

Vandelli, *De thermis agri Patavini*. Patav. 1761.

G. Bertozzi, *Delle terme Padavane delle bagni d'Abano*. Vene-
zia 1759.

G. Fallopius, *De medic. aq.*, 1564, p. 66-79 (Saint-Bartholomé,
Saint-Pierre et d'autres localités près d'Abano [1]).

Enfin, Mühlbach, *Mediz. Jahrb. der K. K. Œster. Staaten*,
Band I, St. 3, p. 388. Anno 1823.

La vase des sources de Wiesbaden, que les anciens habitants de
ces contrées, les Mattiaques, récoltaient et conservaient sous
forme de boules (pour les envoyer ensuite à Rome, où elles étaient
connues sous le nom de *Pilæ Mattiacæ*), était souvent employée
contre la chute des cheveux [2].

Les boues de Saint-Amand, à quelque distance de Valenciennes,
dont on a tant parlé dans tous les ouvrages de balnéologie, étaient
probablement aussi connues et employées du temps des Romains.
Quoique nous ne trouvions aucune mention de cette localité dans
les auteurs latins de l'époque, la découverte, dans le voisinage
des sources, de quelques monnaies romaines à l'effigie des empe-
reurs Vespasien et Trajan, d'un autel de bronze, portant en re-
lief l'image de Romulus et de Rémus, et enfin d'une statue de Pan,
nous paraissent justifier cette supposition.

Le grand-duc Léopold, gouverneur des Pays-Bas qui, en 1648,
fit usage des bains de Saint-Amand et qui doit avoir obtenu d'heureux résultats de cette cure, contribua pour beaucoup à la célé-
brité de cet établissement.

Sans parler de tous les traités généraux de balnéologie, nous

[1] Fallopius donne quelques détails sur la nature des boues de Saint-Bartholomé :

« *Dicamus lutum celeberrimum Sancti-Bartholomæi (in toto enim fere
orbe celebratur lutus ille) nihil aliud esse quam cænum quod colligitur in
illa valle ex corruptione arundinum, plantarum et ex terra argillosa
quæ abraditur ab illis locis a pluviali aqua, etc.* » (*loc. cit.*).

[2] *Martialis Epigr.*, lib. XIV, Epigr. 27.

trouvons des détails intéressants sur Saint-Amand dans les monographies suivantes :

` Fr. de Heroquelle, *La vraie Panacée avec la vraie anatomie des eaux minérales de Saint-Amand*, nouvellement découverte par le moyen des principes chimiques. Tournai 1685.

J. J. Brassard, *Observations de la fontaine minérale de Saint-Amand*. Tournai 1698.

Boalduc, *Analyse des eaux minérales de Saint-Amand. Histoire de l'Académie royale des sciences*, p. 56, 1697.

Claude Pitois, *Journal de ce qui s'est passé aux eaux de Saint-Amand en 1700*. Valenciennes 1700.

Vers la fin du siècle dernier les eaux d'Acqui avaient aussi une grande vogue. Différentes brochures parurent à cette époque, entre autres :

V. Malacorne, *Trattato delle regie therme Acquesi*. Torino 1778.

Majon, *Analyse des eaux sulfureuses et thermales d'Acqui*. Gênes 1808.

Menu de Minutoli, *Abhandlung. vermischten Inhalts*, p. 132. Berlin 1816.

Ces eaux étaient déjà connues du temps des Romains, car Pline et le géographe Strabon les mentionnent à plusieurs reprises.

En suivant l'ordre chronologique nous devons maintenant tourner nos regards vers la Suède. En effet, les boues de Loka (Westmanland) sont déjà connues dans ce pays et ont acquis une grande renommée depuis plus de cent ans. Ce ne fut cependant qu'en 1793 qu'elles furent décrites par *J. J. Bergius* et son ouvrage fut traduit en allemand par Rhades.

Loka possède, en outre, des eaux minérales analysées[1] par Ber-

---

[1] Voici l'analyse de Berzélius : sur 16 onces

		Gr.
Gaz acidi carb.	} p. c. 0,04	
Gaz sulphidi hydr.		
Sulphas calcic		0,029
Chloret. natric.		0,068
Carbon. calcic.		0,051
Carbon. magnesic		0,043
Extractivum		0,017
Acid. silic.		0,131
		0,339

zélius en 1800, et une source d'eau si pure qu'elle est réputée être l'eau la plus pure que l'on connaisse.

En effet, d'après une analyse reproduite par Johnston[1], qui malheureusement ne cite pas l'auteur à qui il l'a empruntée, elle ne contiendrait sur 16 onces que 0,00606 gr. de matières solides, c'est-à-dire environ 6/1000 de grain ou 1/166. Johnston attribue cette extrême pureté à la nature granitique du sol.

Les données historiques sur les autres bains de la Suède sont très-rares ; la plupart ne datent guère que de vingt à trente ans. Les seuls, outre Loka, qui remontent sûrement au siècle dernier, sont Ronneby, Gustafsberg et Strömstad.

Les archives de Ronneby (à quelque distance de Carlskrona, Blekinge) nous apprennent que, par un décret du 19 janvier 1776, S. M. Royale a daigné déclarer que la source de Ronneby et le terrain environnant (400 aunes carrées de Suède), jusqu'a- lors propriété particulière, seraient dorénavant ajoutés aux biens de la couronne. Mais les établissements actuels sont de date beau- coup plus récente et ce ne fut qu'en 1827 que Berzélius publia une analyse des eaux.

A Gustafsberg (à trois quarts d'heure d'Uddevalla, Bohuslän), il y avait déjà en 1774 une petite maison de bains. —En 1804, le roi Gustave IV Adolphe ordonna d'explorer la côte occidentale de la Suède pour y construire un établissement de bains, et la commis- sion envoyée à cet effet désigna Gustafsberg comme présentant toutes les conditions nécessaires pour pouvoir y faire un séjour prolongé, y compris un bon air et une situation agréable. — Les bâtiments actuels datent de 1814.

Quant à Strömstad c'est dans les rapports officiels des guerres de l'année 1788 que l'on trouve la première mention de cette localité à un point de vue balnéologique; mais des données moins authen- tiques paraissent remonter à quelques années plus haut. Nous ne ferons ici que nommer les autres établissements suédois dans les- quels on fait usage de la boue et de la vase. Nous traiterons en détail de ces derniers : ce sont outre Strömstad et Gustafsberg, Marstrand, Warberg, Särö, Grebbestad et Lysekil sur la côte oc- cidentale, et Wisby, Norrtelje, Furusund, Hillevik dans la mer Bal- tique.

---

[1] Johnston, *Chemistry of common life*, I, 33, Edinb. et London.

Les bains dans lesquels on fait usage de la boue sont très-nombreux. Comme ils ne doivent pas entrer dans le cadre de ce travail, il nous suffira de nommer les principaux. Après Loka et Ronneby qui sont les plus importants, ce sont Nora, Porla, Rostock, Holsby, Lassbo, Sånga, Clarabrunn, Södra Wi, etc.

Des bains pareils à ceux de Strömstad, Marstrand, etc., ont été établis depuis quelques années à Sandefjord en Norwége.

La bibliographie ne nous offre que peu d'ouvrages traitant des bains de la Suède. Le travail le plus important est celui du docteur Hök : *Några Upplysningar rörande Sveriges Badgyttjor*, publié dans le dix-neuvième volume du journal *Hygiea*. Le docteur v. d. Busch en a donné un compte rendu dans le *Baln. Zeitung*, t. VIII, 26 septembre 1859. — Quelques autres détails sur les bains de Suède furent antérieurement publiés par le même auteur dans le t. II, p. 3 et 4 de ce journal.

Les mémoires de la *Wetenskap's Akademie*, de Stockholm, renferment aussi plusieurs données très-importantes. Une bonne description, au point de vue du touriste, des bains de la côte occidentale se trouve dans un petit ouvrage de J. Wallin : *Beskrifning öfver badorterna à Sveriges vestra Kust*[1].

Nous pourrions enfin, quoique en dehors de notre sujet, mentionner la monographie du docteur Thaulow sur les bains de Sandefjord[2].

Ce n'est que vers 1811 que l'on commença, en Allemagne, à faire usage de la boue dans un but médical. Le premier établissement convenablement organisé fut celui de Eilsen. Puis vinrent ensuite par ordre chronologique Nenndorf, Nordheim, Meinberg, Muskau, et enfin Marienbad et Franzensbad. Ces deux dernières localités se sont acquis une réputation méritée. Les heureux résultats obtenus à Marienbad et Franzensbad ont eu un tel retentissement que dans la plupart des bains de l'Allemagne on a introduit l'usage de la boue; mais, à part peut-être les bains d'Elster en Saxe, sur la frontière de la Bohême, où les bâtiments, et tout

---

[1] Nous trouvons encore quelques notes trop courtes sur les bains de la Suède dans *Schmidt's Jahrbücher*, par le docteur Flechsig, d'Elster et dans le manuel de Lersch, *Einleitung in die Mineralquellenlehre*. Erlangen 1857.

[2] H. A. Thaulow, *Die eisenhaltig salinischen Schwefelquellen und die Seebæder bei Sandefjord in Norwegen*, 1855.

ce qui a rapport au matériel des bains, présentent un luxe et un confort qui manquent même à Franzensbad et à Marienbad, nous ne croyons pas qu'aucune de ces nouvelles localités puisse lutter avec les établissements classiques de la Bohême.

Énumérer tous ces bains serait à peu près faire une liste complète des établissements de l'Allemagne et des contrées avoisinantes. Nous nous dispensons donc d'un pareil travail, d'autant plus que les quelques monographies, publiées sur Franzensbad, Marienbad et Elster, contiennent tous les détails nécessaires sur ce sujet intéressant [1].

[1] Monographies sur Franzensbad, Marienbad et Elster.

Osann et Tromsdorf, *K. Franzensbad*, 1re édit., 1822, 2e édit., 1828.

B. Conrath, *Ueber die neuen Badeanstalten zu Franzensbad.* Prag 1830. *Wirkurgen der Heilquellen zu Franzensbad.* Prag 1839.

A. Palliardi, *Die Schlammbäder zu K. Franzensbad.* Eger 1830, 2e édit. Leipzig 1844.

L. Kœstler et A. Zembsch, *Die Wiesenquelle zu Eger-Franzensbad und das sie umgebende Mineralmoorlager.*

F. X. Zautner, *Franzensbad und seine Heilquellen.* Eger 1841.

P. Cartellieri, *Monographie der Mineralmoorbæder zu Franzensbad.* Prag 1852.

F. Boschan, *Die salinischen Eisenmoorbæder zu Franzensbad.* Wien 1850.

F. Boschan, *Diætetische Winke für Kurgäste in Franzensbad.* 2te Auflage, 1854.

E. J. Heidler, *Marienbad.* Wien 1822, et *Der neue Mineralmoor in Marienbad, etc.* Prag 1858.

R. Flechsig, *Bad Elster und medicinischer Bericht*, 1855.

CHAPITRE II.

PROPRIÉTÉS PHYSIQUES ET CHIMIQUES.

Dans les différentes localités où l'on fait usage des matières connues généralement sous le nom de *boue*, les substances employées dans ce but sont loin de présenter toujours des propriétés physiques et chimiques identiques. Tantôt on se sert des matières qui se déposent au fond d'un golfe de mer, d'une source d'eau douce ou d'eau minérale, sur les bords d'un lac, dans le lit de quelque rivière, etc. ; tantôt, au contraire, c'est dans une tourbière, dans un terrain marécageux ou saturé par quelque filet d'eau minérale, ordinairement ferrugineuse, que l'on va rechercher les matières nécessaires pour préparer les bains. Ici il ne s'agit plus d'un simple dépôt, d'un fin détritus de matières organiques, tant animales que végétales, mais la tourbe, la terre végétale proprement dite, est la masse constituante.

C'est à cause de ces grandes différences que les Allemands ont depuis longtemps essayé de faire une classification de ces diverses matières. C'est cette pensée analytique qui a donné naissance aux deux expressions essentiellement différentes « *Schlamm* » et « *Moor.* » Malheureusement quelques auteurs, même des plus récents, ont introduit quelque confusion dans l'histoire des bains de boue en employant indifféremment ces deux expressions. Nulle part, dans la littérature française, nous n'avons trouvé de distinction pareille, il est toujours question des bains de boue, mais les grandes différences physiques et chimiques qui existent entre les matières employées pour les bains nous forcent à introduire une classification. Nous appelons donc *vase* tout ce qui provient du dépôt d'une eau tranquille ou courante, qu'elle soit salée, douce ou minérale, réservant le nom de *boue* à la tourbe, à la terre végétale en décomposition, telle qu'on la rencontre à Franzensbad, Marienbad, Loka, Ronneby, etc. — Cette division nous paraît préférable à celle proposée par Hök [1], qui distingue des *boues terrestres* et des *boues marines*, car il est forcé de réunir sous une même dénomination

[1] Hök, *loc. cit.*, p. 12.

des substances évidemment très-différentes, telles que les dépôts des sources d'eau douce ou des rivières et la boue provenant des tourbières qui ne renferment pas d'eau minérale.

Au point de vue de la composition chimique on a également proposé plusieurs classifications. Nous n'avons pas à les examiner ici; nous nous bornerons à indiquer celle qui nous paraît la meilleure, renvoyant ceux de nos lecteurs qui voudraient avoir de plus amples détails à l'excellent ouvrage de Lersch, que nous avons déjà cité plus haut.

Le tableau suivant n'a pas besoin de commentaires :

I. *Vases.*

a. Vase salée.

b. Vase d'eau douce.

II. *Boues.*

a. Boues ferrugineuses.

b. Boues ferro-alumineuses.

c. Boues simples (matière principale, terre végétale en décomposition, humus, etc.).

Après ces quelques considérations générales nous passerons de suite à notre sujet qui, comme nous l'avons déjà dit précédemment, et, comme notre titre l'indique, doit se restreindre à l'étude de l'emploi que l'on fait en Suède de la *vase salée* [2].

A. *Propriétés physiques de la vase salée.*

La vase, telle qu'on la retire de la mer, est une masse fine, presque homogène, argileuse et onctueuse, dont la couleur varie suivant les localités et les diverses couches que l'on examine, du gris cendré clair de l'argile ordinaire, jusqu'au brun noirâtre le plus foncé. Souvent elle a une légère teinte verdâtre. Ces variations dans la couleur proviennent de la quantité plus ou moins grande de matières organiques et de leur état de décomposition. — Il y a des différences très-notables entre les vases des différentes localités; nous donnerons plus de détails en parlant de chaque établissement en particulier.

---

[2] Cette division du sujet est la raison pour laquelle il ne pourra pas être ici question de Loka, Ronneby, etc., car dans ces localités on fait usage de boue et non de vase.

Toutes les vases que nous avons examinées exhalaient une odeur assez forte d'acide sulfhydrique. Ce dégagement d'hydrogène sulfuré est dû à l'action désoxydante qu'exercent sur les sulfates alcalins les matières organiques en décomposition.

L'examen microscopique de la vase présente le plus grand intérêt. On reconnaît tout d'abord que la masse principale de la vase est composée de matières minérales[1] (l'analyse chimique nous conduit à un résultat identique). Ce sont surtout des débris de granit, de quartz, de gneiss, d'amphibole, de mica, divers silicates (de fer et de manganèse) et quelques sels de fer[2]. Il sera plus loin question des substances solubles dans l'eau. Le microscope démontre aussi la présence d'un nombre infini de dépouilles calcaires ou siliceuses de divers infusoires appartenant aux groupes des lithostylidiens, des spongolithes et des polythalames (diatomées, naviculaires, etc.), puis des détritus de matières animales ou végétales. En général, il est impossible de reconnaître l'espèce végétale à laquelle appartient tel ou tel débris, la décomposition étant ordinairement trop avancée, cependant il nous arriva souvent de distinguer quelque reste d'une algue, d'une conferve, d'un fucus et d'autres plantes marines que l'on rencontre encore aujourd'hui dans les mêmes localités.

La découverte de ces infusoires, que l'on doit aux recherches de A. Retzius et d'Ehrenberg, et qui, pour ce qui a rapport spécialement aux vases et aux boues de la Suède, ont été étudiés par Hök avec un soin tout particulier, est un point très-important dans l'histoire de la vase, car, abstraction faite des débris des roches granitiques, etc., c'est à la présence de ces squelettes siliceux ou calcaires, à angles aigus et presque tranchants, que la vase doit une grande partie de ses propriétés irritantes, surtout lorsqu'on l'applique en frictions, comme cela se fait toujours en Suède.

[1] Ceci s'applique seulement aux vases marines, car le contraire a souvent lieu pour la vase d'eau douce et les différentes boues.

[2] C'est à dessein que nous omettons de citer l'argile, car ce que M. le docteur Hök prend pour de l'argile, nous paraît être plutôt des débris organiques ou quelque combinaison ferrugineuse insoluble, car les réactifs chimiques les plus subtils n'ont jamais démontré la présence de l'alumine (voir plus loin les analyses de Grebbestad et de Warberg).

2.

Les travaux minutieux d'Ehrenberg et de Hök ont donc ici, à côté de l'intérêt scientifique, une vraie importance pratique. Un travail très-complet sur ce sujet sera, nous l'espérons, publié très-prochainement par le docteur Hök, qui en a déjà rassemblé tous les matériaux, et cela nous dispensera d'entrer ici dans de trop longs détails. Nous avons à diverses reprises examiné au microscope les vases des différentes localités dont il sera question plus tard, et nos recherches confirment tout à fait, s'il en était besoin, celles des deux habiles micrographes que nous avons déjà nommés. Nous devons également rester étranger à la discussion qui s'est élevée au sujet de la nature animale ou végétale des Diatomées, car malgré les nombreuses recherches d'Ehrenberg, d'Agardh, de Kützing, etc., cette question est loin de toucher à une solution définitive et elle n'a, du reste, pour notre but pratique qu'un intérêt secondaire.

Nous devons cependant indiquer les noms des principaux genres et des espèces que l'on rencontre le plus fréquemment, car cela n'est point sans importance, vu que l'on peut, par le simple examen microscopique, distinguer une vase d'une boue à la seule présence de quelques espèces que l'on pourrait appeler spécifiques.

Les espèces les plus communes dans les vases salées de la Suède sont les suivantes [1] : *Navicula* sigma et plusieurs autres espèces; *Melosira* sulcata, lineata, etc. ; *Pinnularia* fasciata et d'autres encore; *Amphora* crystallina, foliata, etc. ; *Surirella* fastuosa, lamella, sigmoidea; quelques espèces de *Grammatophora*, de *Coscinodiscus* (excentricus, etc.), de *Diploneis;* puis en assez grand nombre *Rhabdonema* arcuatum, *Stauroneis* aspera, *Denticulata* aurita, *Achnanthes* brevipes, *Campylodiscus* et quelques fragments de *Spongolithes* (acicularis, etc.), de *Cénocéphales* et plus rarement de *Polythalames*.

Les vases de la mer Baltique sont également riches en infusoires : *Navicularia*, *Melosira* et *Surirella* sont, comme pour les vases de la mer du Nord, les genres les plus communs, mais les

---

[1] Lorsque l'on veut déterminer les infusoires d'après les ouvrages d'Ehrenberg, il est de toute nécessité d'employer un grossissement de 300 diamètres. C'est celui dont se servait Ehrenberg, et plusieurs détails caractéristiques échappent sans cela à l'observation.

Epithemia, *Amphiphora*, *Podosphonia*, *Cymbella*, *Cocconema*, *Synedra*, *Eunotia*, *Himanthidium*, etc., sont plus particuliers à la Baltique.

De toutes les vases examinées jusqu'ici à l'aide du microscope celle de Wisby est la plus riche en infusoires, puis Hillevik; viennent ensuite les différentes vases des bains de la côte occidentale, et en dernier lieu Norrtelje et Furusund.

B. *Propriétés chimiques de la vase salée.*

L'analyse qualitative des vases de la Suède donne, on le pense bien, pour chacune d'elles des résultats à peu près identiques. Nous y retrouvons toujours les produits de la désorganisation des roches environnantes et de la décomposition des matières végétales et animales, plus toutes les parties constituantes de l'eau de mer. Nous avons donc des matières solubles et d'autres insolubles.

Le chlorure de sodium est l'élément dominant; l'on rencontre en outre les chlorures de calcium et de magnésium, les sulfates de magnésie, de soude et de chaux et le carbonate de chaux; les analyses faites en Suède mentionnent en outre l'acide silicique et des silicates de fer et de manganèse, etc.

Il n'y est point fait mention du fluor ou du fluorure de calcium, mais cela doit tenir d'une part à la difficulté d'une analyse exacte (comme le prouvent assez les résultats si différents obtenus par les meilleurs chimistes), et d'autre part au fait que le fluorure de calcium a jusqu'à ces derniers temps été regardé comme insoluble dans presque tous nos réactifs et surtout dans l'eau; mais c'est là une erreur réfutée par les derniers travaux de la chimie moderne. La présence de cette substance en solution dans l'eau est un fait que l'on ne saurait nier après les analyses de Dana[1], de Graham[2], de Wilson[3], de Middleton[4], etc.

Pour ce qui est de l'eau de mer, en particulier, le fluorure de calcium a été trouvé à Edinburgh par le professeur Wilson dans

[1] *Edinb. philos. Journal*, vol. XXXIX, p. 235.

[2] Note dans un mémoire de Middleton. *Quart. Journal of Geol. Soc.*, vol. I, p. 216.

[3] *Transact. of the royal soc. of Edinburgh*, vol. XVI, partie II, 1856.

[4] *Quarterly Journal of Geology*, vol. I, p. 215.

l'eau du Firth of Forth, et le professeur Forchammer [1] en a également démontré la présence à Copenhague.

De nouvelles analyses ne tarderont pas à prouver qu'il existe dans toutes les mers, et c'est là un fait que l'on peut admettre dès aujourd'hui. Il se trouve par conséquent aussi dans la vase. Nous avons cru devoir relever ces nouvelles découvertes parce que le fluorure de calcium, que depuis longtemps on avait constaté dans les os, a été découvert aussi par G. Wilson dans le sang et dans le lait [2] (1850); découverte que J. Nicklès [3] s'attribue à tort dans un mémoire présenté à l'Académie des sciences de Paris, le 3 novembre 1856. — Ce n'est point ici le lieu d'entrer dans de plus amples détails sur ce fait de chimie analytique, mais l'importance qu'il peut acquérir dans la pharmacodynamique des bains de mer en général et de la vase en particulier, ne nous permettait pas de le passer sous silence.

De nouvelles analyses, faites sur une quantité de vase beaucoup plus considérable, doivent aussi, sans aucun doute, faire découvrir des traces d'ammoniaque, de baryte et de strontiane, car toutes ces substances ont été trouvées dans l'eau de mer par le professeur Forchammer (Letter to prof. G. Wilson, *l. c.*). — Quant au iode et au brome nous les trouvons mentionnés dans l'analyse suivante de la vase de Strömstad, analyse qui nous a été communiquée par le docteur Dahlman.

La vase de Strömstad renferme :

Acide silicique.	Brome.
Acide phosphorique.	Iode.
Acide sulfurique.	Sodium.
Acide azotique.	Calcium.
Acide humique.	Magnésium.
Humus.	Alumine.
Hydrogène sulfuré.	Oxyde de fer.
Chlore.	Oxyde de manganèse.

L'analyse quantitative de ces diverses substances n'a pas été faite.

[1] Letters to prof. G. Wilson. *Edinburgh new philos. Journal*, April 1850.

[2] *Edinburgh new philos. Journal*, October 1850.

[3] *Comptes rendus de l'Académie des sciences*, novembre 1856.

Nous verrons plus tard en quoi nos propres analyses diffèrent des précédentes.

Quant à la répartition des diverses substances dans les différentes vases, voici ce que nous apprennent les analyses du docteur Hamberg, faites à l'instigation du conseil de santé de Stockholm :

a. *Matières solubles.*

Le ClNa se trouve dans toutes les vases marines, mais nulle part en si grande quantité qu'à Strömstad.

Le ClCa s'est de même rencontré dans toutes les vases analysées à l'exception de Hillevik (mais la quantité soumise à l'analyse était peut-être insuffisante).

Le ClMg à Strömstad, Lysekil et Norrtelje.

Le $SO^3 MgO$ à Strömstad, Norrtelje et Furusund.

Le $SO^3 NaO$ à Strömstad et Hillevik.

Le $CO^2 CaO$ à Wisby[1] ainsi que du $CO^2 MgO$.

Le $SO^3 CaO$, qui avec le $SO^3 MgO$ constitue la plus grande partie des sels solubles de la vase de Furusund, se retrouve, mais en minime quantité, dans toutes les vases à l'exception de Hillevik.

Le iode et le brome n'ont jusqu'ici été démontrés que dans la vase de Strömstad (probablement iodure et bromure de sodium?).

b. *Substances gazeuses.*

Le SH, produit par la décomposition des matières animales et végétales, en présence des sulfates alcalins, etc., se trouve dans toutes les vases, mais en plus grande abondance dans celles de la mer du Nord.

[1] Il est plus que probable, comme le fait observer Hök, que les différences si grandes, trouvées entre les diverses vases et celle de Wisby, proviennent du fait que cette dernière n'a pas été recueillie dans une localité convenable, mais dans la proximité de la ville, soit dans le port, soit dans le voisinage, dans un endroit où s'amoncèlent petit à petit les débris que l'on emporte des rues, et d'autres décombres. La nature calcaire du sol de l'île de Gothland y est aussi pour beaucoup, mais il n'y a pas de doute que l'on ne pût, sur les côtes de l'île, trouver dans plusieurs localités de la vase meilleure. Les résultats thérapeutiques n'ont point non plus jusqu'ici été très-brillants.

Dans celles de la Baltique c'est souvent à peine si l'odorat peut en constater la présence, et l'on sait pourtant que c'est là, sous ce rapport, un excellent réactif.

Le gaz des marais a été signalé à Wisby, mais la note ci-dessous suffit pour en expliquer la présence.

c. *Matières insolubles.*

Elles sont à peu près les mêmes pour toutes les vases. Le docteur Hök, ne leur attribuant aucune action, ne fait que les mentionner. Ce sont, dit-il, l'argile, le quartz, l'amphibole, le mica, des silicates de fer et de manganèse, des sulfate, phosphate et carbonate de chaux, avec les squelettes siliceux et calcaires des infusoires dont il a déjà été question.

Quant à l'analyse quantitative voici le tableau publié par le docteur Hök. On comprend que diverses causes locales puissent influer sur les proportions des substances contenues dans la vase, par exemple, un courant d'eau douce, le voisinage d'une source, quelque filet d'eau minérale, etc., et il faut encore tenir compte de la position géographique des différents bains, car, comme il a été démontré que l'eau de la mer du Nord est beaucoup plus salée que celle de la Baltique, (la première de ces eaux contenant de 240 à 266 grains de sels solubles sur 16 onces, tandis que la seconde n'en a que de 127 à 157,) il va sans dire que nous rencontrerons dans la vase des proportions analogues.

Dans le tableau suivant (emprunté à Hök) nous suivons l'ordre qui nous est donné par la richesse relative de sels solubles.

Sur 100 parties.

Origine de la vase.	Sels solubles dans l'eau.	Matières insolubles organiques.	Matières insolubles inorganiques.	Eau.
Wisby (Gothland, Baltique).	1	4	27,20	67,80
Hillevik (Baltique)	1,90	3,26	24,24	76,60
Norrtelje (Baltique).	2,09	1,14	26,82	69,95
Lysekil[1] (mer du Nord).	2,20	1,98	12,27	83,55
Furusund (Baltique).	2,43	3,37	31,48	62,72
Marstrand (mer du Nord).	2,55	3,30	22,05	72,10
Strömstad (mer du Nord).	6	3,16	21,69	69,15

[1] Si nous ne donnons pas d'analyse de la vase de Gustafsberg, c'est que la vase dont on se sert dans ce bain n'est pas recueillie sur les lieux, mais qu'elle provient du même endroit, ou à peu près, que celle de Lysekil.

Ajoutons ici, à titre de comparaison, les résultats de deux analyses que nous avons faites des vases de Grebbestad et de Warberg[1].

Origine de la vase.	Sels solubles dans l'eau.	Matières insolubles organiques.	Matières insolubles inorganiques.	Eau.
Grebbestad (mer du Nord).	3,125	3,369	12,541	80,964
Warberg (mer du Nord).	1,728	2,964	44,049	51,358

Nous recevons enfin, après l'avoir attendu plusieurs mois, un travail intéressant du docteur Thaulow sur les bains de Sandefjord. Ce travail renferme, entre autres, une bonne analyse d'une vase ferrugineuse. Si nous ne pouvons pas entrer ici dans plus de détails sur Sandefjord, c'est que nous n'avons visité que les établissements de la Suède et non ceux de la Norwége. Nous ne doutons pas, cependant, que Sandefjord ne puisse être mis au même rang que Grebbestad, Lysekil, peut-être même que Marstrand et Strömstad.

Tels sont les résultats d'analyses faites en Suède. C'était notre devoir de les reproduire tels quels, quoiqu'ils nous paraissent insuffisants sous bien des rapports et, peut-être, sous d'autres, entachés de quelques erreurs. Nous ne prétendons pas ici les rectifier, n'ayant point pu nous charger de refaire toutes les analyses et ayant dû nous borner à compléter ce qui manquait; mais pour ceux qui voudraient entreprendre des recherches ultérieures, nous devons signaler ce qui ne nous paraît pas suffisamment exact. Ainsi, par exemple, nous ne voyons aucune indication de la consistance de la vase soumise aux expériences, ni du temps qui s'est écoulé depuis qu'elle fut recueillie, et pourtant, déterminer sans cela la quantité relative des parties solides et de l'eau, ne peut conduire qu'à des résultats tout à fait arbitraires. Nous convenons qu'il est très-difficile, sinon impossible, à moins que l'on n'opère en lieux et places au moment même où l'on retire la vase, de déterminer exactement la proportion d'eau et de matières solides; aussi ne saurions-nous prendre la vase humide pour point

---

[1] Les vases de Grebbestad, Warberg et Särö n'ayant pas été analysées en Suède, nous avons entrepris cette partie du travail. Malheureusement un petit accident arrivé pendant le voyage ne nous permit pas de transporter jusqu'à Berlin la vase de Särö. On trouvera donc sous ce rapport une lacune dans le présent travail, mais nous espérons qu'une analyse faite en Suède viendra bientôt réparer ce petit malheur.

de départ et nous préférons prendre pour base des analyses la vas^e séchée (dans un bain d'air chaud, de 110° C., assez prolongé pour éloigner toute l'eau). On verra dans le tableau que nous donnerons dans la suite que nous arrivons ainsi à des résultats beaucoup plus rationnels et plus exacts.

En outre, à notre grand étonnement, nous ne voyons le fer mentionné qu'à l'état de silicate et, comme tel, il n'en existe que des traces presque inappréciables, tandis qu'à l'état de péroxyde de fer hydraté (ou peut-être de crénate), nous en avons constaté des proportions très-considérables dans les vases de Grebbestad, Warberg et Strömstad (nous verrons plus bas qu'il s'en trouve même 3,419 p. 0/0 dans la vase séchée de Warberg, et elle est loin d'être la plus riche en fer). Sa présence, en de telles quantités dans ces trois vases, nous fait penser qu'il se trouve également dans toutes, supposition plus probable encore lorsqu'on se rappelle l'immense richesse en fer du sol de la Suède en général.

L'argile ne paraît pas devoir entrer en ligne de compte, car on ne peut pas en démontrer la présence même avec un réactif très-subtil qui consiste à fondre, à l'aide du chalumeau, le corps que l'on désire analyser en y ajoutant une solution de cobalt (nitrate de protoxyde de cobalt). Le résultat a été négatif pour les vases de Strömstad, Grebbestad et Warberg. Ce sont sans doute la consistance, le toucher onctueux de la vase, qui ont fait admettre *a priori* la présence de l'argile et qui ont conduit le docteur Hök à considérer, comme des particules de terre glaise, ces corps brunâtres irréguliers qu'il retrouvait en si grande quantité sous le microscope et qui ne sont probablement que des substances organiques, de l'humus ou quelque matière en décomposition renfermant peut-être du fer sous une forme quelconque.

Enfin la méthode suivie pour déterminer les combinaisons que forment entre eux les différents éléments reconnus par l'analyse ne nous est pas très-claire. Nous ne comprenons pas, par exemple, comment à Strömstad, à Norrtelje, etc., le sulfate de magnésie se trouve mentionné en même temps que le chlorure de calcium. En effet, toutes les recherches de la chimie moderne[1] nous ont appris que lorsque plusieurs acides et plusieurs bases se trouvent en pré-

---

[1] Voir en particulier: Fresenius, *Quantitative Analyse, etc.*

sence les uns des autres, nous devons, à cause des affinités chimiques, déterminer d'abord la quantité d'acide sulfurique, la combiner premièrement avec la potasse et la soude, et, seulement si l'acide est alors encore en excès, avec la chaux, la magnésie, etc. (encore la chaux doit-elle avoir le pas sur la magnésie). Il faudrait donc, en tous les cas, admettre le sulfate de chaux avant le sulfate de magnésie, mais cela encore serait une erreur en présence de la quantité si considérable de chlorure de sodium renfermée dans la vase. La potasse et la soude sont en quantité plus que suffisante pour saturer tout l'acide sulfurique. Nous en concluons donc qu'il n'existe en fait de sulfates que les sulfates de potasse et de soude, et pas celui de magnésie, et que cette dernière base, ainsi que la chaux, est combinée avec d'autres acides (ClH, CO^2, etc.).

Mais passons maintenant à nos analyses des vases de Grebbestad et de Warberg :

Vase de Grebbestad.

	Gr.		ou pour 100 parties.	
Vase humide . . .	9,824	—	100	—
Eau	7,954	—	8),964	—
Vase séchée. . . .	1,870	—	19,036	—
Substances insolubles.	1,568	—	15,910	—
a) Organiques. . .	—	0,331	—	3,369
b) Inorganiques. .	—	1,237	—	12,541
Substances solubles .	0 307	—	3,125	—
a) Organiques . .	—	0,042	—	0,427
b) Inorganiques. .	—	0,265	—	2,697

Sur 100 parties de vase séchée.

Matières solubles	16,416	—
a) Inorganiques	—	14,171
b) Organiques.	—	2,245
Matières insolubles	83,585	—
a) Inorganiques	—	65,885
b) Organiques	—	17,700

L'analyse qualitative porte sur deux parties :

I. *Matières solubles dans l'eau.*

Les bases sont ici la soude en très-grande quantité, puis la magnésie également assez abondante et quelques traces de potasse. Pas de chaux.

Les acides : un peu d'acide sulfurique, beaucoup d'acide hydrochlorique et des traces d'acide carbonique.

II. *Matières insolubles dans l'eau* (solubles dans ClH).

Ici l'on trouve des traces de chaux, pas du tout de magnésie, pas trace d'alumine (argile), mais l'ammoniaque précipite beaucoup de fer à l'état de peroxyde de fer hydraté et le précipité ne se dissout pas entièrement dans l'acide acétique, mais laisse un léger résidu qui peut être du phosphate de peroxyde de fer ou du fluorure de calcium, mais dont la quantité n'est pas suffisante pour en permettre l'analyse.

Nous avons, en outre, une petite quantité de substances insolubles dans l'eau et dans les acides qui sont de l'acide silicique et des silicates de fer et de manganèse.

Il n'y a pas de sulfures alcalins. Nous avons cru devoir enrégistrer ce résultat négatif, car on peut toujours s'attendre à rencontrer des sulfures alcalins dans les circonstances dans lesquelles se trouvent les boues minérales et les vases marines (en présence de SH libre). En effet, à l'aide du nitro-prussite de sodium (i. e. un ferro-cyanure de sodium dans lequel 1 équivalent d'H est remplacé par 1 équivalent de NO^4), nous en avons découvert des traces dans la boue de Ronneby, mais pas dans les vases de Warberg, Grebbestad et Strömstad.

Quant aux combinaisons des acides et des bases, nous avons ici du SO^3 KaO, SO^3 NaO (?) (la potasse suffit, peut-être, déjà pour saturer la faible quantité de SO^3), du ClNa, du ClMg (nous admettons encore la présence d'assez de ClH pour qu'il en reste en combinaison avec le MgO, car MgO ne se trouve que comme sel soluble dans l'eau et le CO^2 MgO est insoluble ; le CO^2 est donc combiné avec la chaux), du CO^2 CaO, du Cl Ca (?). En outre, une proportion considérable de fer[1] et peut-être quelque peu de fluorure de calcium.

Le fer renfermé dans les vases de Warberg et de Grebbestad s'y

[1] En précipitant, avec AzH^3, le fer de sa solution dans ClH, nous l'obtenons comme peroxyde hydraté avec la formule Fe^2O^3 2HO. Voir Gmelin, *Handbuch der Chimie*, 1853, t. III, p. 181.

trouve à l'état de peroxyde hydraté, peut-être aussi quelque peu de crénate, de phosphate et des traces de silicate. Il est en outre plus que probable qu'en présence des acides sulfurique et carbonique, il se forme dans la vase du sulfate et du carbonate de protoxyde de fer. Ces deux derniers sels, comme on le sait, sont solubles dans l'eau.

Le iode et le brome ne s'y trouvaient pas en quantité appréciable.

Vase de Warberg.

	Gr.		Sur 100 parties.	
Vase humide . . .	8,10	—	100	—
Eau	4,16	—	51,358	—
Vase séchée. . . .	3,94	—	48,641	—
Substances insolubles .	3,80	—	46,914	—
a) Organiques . .	—	0,232	—	2,864
b) Inorganiques . .	—	3,568	—	44,049
Substances solubles .	0,14	—	1,728	—
a) Organiques . .	—	0,029	—	0,358
b) Inorganiques . .	—	0,111	—	1,370

Sur 100 parties de vase séchée.

Substances solubles.	3,554	—
a) Inorganiques	—	2,817
b) Organiques	—	0,737
Substances insolubles	96,446	—
a) Inorganiques	—	90,558
b) Organiques	—	5,888

Analyse qualitative :

I. *Matières solubles dans l'eau.*

Comme bases on rencontre la soude, la potasse et la magnésie. Comme acides : les acide sulfurique, chlorhydrique et carbonique, peut-être un peu d'acide azotique (?).

II. *Matières insolubles de l'eau* (solubles dans ClH).

Ici nous trouvons beaucoup de soude, de la potasse et beaucoup de magnésie (surtout à l'état de triple phosphate), un peu de chaux et beaucoup de fer. Cette quantité de fer était trop importante pour ne pas attirer toute notre attention, aussi avons-nous voulu en faire l'analyse quantitative. Les chiffres suivants parlent suffisamment sans qu'il nous faille ajouter des commentaires :

Sur 8^{gr},10 de vase humide ou sur 3^{gr},94 de vase séchée nous avons 0^{gr},111 de peroxyde fer, ce qui fait :

Sur 100 parties, a) De vase humide = 1,370
                      b) De vase séchée = 2,791

Ou plus exactement encore en calculant d'après le tableau des équivalents chimiques, la formule du peroxyde hydraté (voir la note à l'analyse de Grebbestad).

$$2 \text{ éq. Fe } (28) = 56$$
$$3 \quad O \; (8) = 24$$
$$Fe^2O^3 \qquad = 80$$
$$Fe^2O^3 \qquad = 80$$
$$+ 2 \text{ HO} \qquad = 18$$
$$Fe^2O^3 + 2 \text{ HO} \qquad = 98$$

80 : 98 = 0,111 : x = quantité sur 8^{gr},10 de vase humide ou
                                            3^{gr},94 de vase séchée.

80 : 98 = 1,370 : x = quantité sur 100^{gr} de vase humide.

80 : 98 = 2,791 : x = quantité sur 100^{gr} de vase séchée.

Résultat sur 8^{gr},10 vase humide
      ou 3^{gr},94 vase séchée   = 0,136 Fe^{2}O^3 2 HO
      sur 100 part. vase humide = 1,678
      sur 100 part. vase séchée = 3,419

C'est là, il nous semble, un résultat de la plus haute importance. En effet, on a dans ces derniers temps fait des analyses très-nombreuses et très-exactes de bien des boues minérales, et en partilier Franzensbad a été, avec raison, mis en avant par le docteur Cartellieri, comme possédant la boue la plus riche en fer de toutes celles analysées; Ronneby seul pourrait lui être comparé, mais nous ne possédons pas jusqu'ici d'analyse exacte de la boue de cette localité, les analyses si intéressantes de Berzélius ne portant que sur l'eau minérale [1], et sur 100 parties de boue séchée la proportion à Franzensbad est de 4,631. Warberg, du reste, est loin,

---

[1] Il est possible qu'une analyse de la boue de Ronneby existe dans quelque ouvrage suédois, mais comme nous n'avons pas ici à notre disposition tous les travaux publiés sur le sujet, il nous est impossible de nous en convaincre. En tous les cas, cette analyse n'a été reproduite dans aucun ouvrage français, allemand ou anglais.

nous en sommes convaincu, de renfermer plus de fer que bien d'autres localités en Suède qui, sous ce rapport, pourront être encore bien plus privilégiées.

Mais nous aurons à revenir sur ce sujet en traitant des applications thérapeutiques de la vase ; nous espérons seulement que les résultats de nos analyses engageront à faire de nouvelles recherches et que nous aurons bientôt des données exactes sur un point aussi important [1].

Nous voulons maintenant encore, pour terminer le chapitre des propriétés chimiques de la vase, donner un autre tableau des quantités relatives des matières solubles contenues dans les vases des différentes localités, les calculant sur 100 parties de vase séchée et non pas de vase humide, remplaçant ainsi la base arbitraire du dernier tableau par un point de départ et de comparaison fixe et invariable.

Vases de la mer Baltique.

	Wisby.	Hœllevik.	Furusund.	Norrtelje.
Matières solubles	3,11	6,46	6,51	6,98
« insolubles organiques . . .	12,43	11,09	9,04	3,79
« « inorganiques . .	84,46	82,45	84,45	89,23

Vases de la mer du Nord.

	Warberg	Marstrand	Lysekil	Grebbestad	Strœmstad
Matières solubles	3,554	7,75	13,37	16,416	19,45
« insolubles organiques . . .	5,888	10,03	12,04	17,700	10,24
« « inorganiques . . .	90,558	82,22	74,59	65,885	70,31

On voit d'après ce tableau que les bains de la côte occidentale de la Suède, à l'exception de Warberg, contiennent beaucoup plus de matières solubles que ceux de la côte orientale, ce qui coïncide très-bien avec les résultats obtenus au point de vue de la saturation des eaux des deux mers. A Warberg, qui semble faire

[1] Il est possible que nos analyses, comme toutes celles que l'on a faites ou que l'on pourra faire à Stockholm, présentent quelques petites inexactitudes dues à la déperdition de quelques substances gazeuses ou volatiles ; mais elles doivent être très faibles, vu toutes les précautions que nous avons prises de conserver la vase dans des bouteilles hermétiquement fermées.

Mieux vaudrait cependant, si possible, faire les analyses sur les lieux.

exception, il est très-possible que le voisinage plus ou moins rapproché des eaux de la Baltique ait une influence qui suffise pour expliquer la différence que nous avons constatée à l'analyse. Peut-être aussi existe-t-il ici quelque source cachée, quelque courant d'eau douce, etc.

Un autre fait nouveau pour nous, et tout à fait inattendu, nous frappe en considérant le tableau précédent, c'est que (à l'exception de Hillevik) les diverses localités que nous avions classées suivant la quantité plus ou moins grande de matières solubles se trouvent également dans l'ordre que nous aurions obtenu en les indiquant selon leur position géographique en procédant du sud au nord. Et ce qui est plus étonnant encore, c'est que la quantité de matières solubles semble augmenter dans une proportion régulière, avec la distance qui sépare les localités les unes des autres. A latitude égale les vases de la mer du Nord sont plus salées que celles de la Baltique, et Warberg même, qui, quoique situé à environ un demi-degré de latitude sud de Wisby, est cependant plus saturé en sels solubles, rentrerait ainsi dans la règle générale à laquelle il semblait faire exception. Nous ne savons quelle importance scientifique il faut attribuer à ce fait singulier, mais en tous les cas il était intéressant de le signaler.

L'étude de la salure relative que présentent à divers degrés de latitude les différentes mers est pour ainsi dire encore toute à faire, et ce travail ne sera probablement jamais terminé, car dans une même localité la quantité des matières salines tenues en solution peut varier sensiblement d'un siècle à l'autre, peut-être même d'une année à l'autre. C'est du moins ce qu'ont fait présumer quelques analyses. De nos jours encore, en retrouvant dans l'intérieur du Kattegat des bancs considérables d'huîtres mortes, les archéologues viennent de prouver que la salure de cette partie de la mer était autrefois beaucoup plus forte, car ces coquillages ne peuvent pas vivre dans une eau aussi peu salée que l'est aujourd'hui celle du Kattegat. Il y a donc eu diminution de la salure de ces localités. Cette diminution peut tenir à trois causes différentes. D'abord à ce que la communication directe entre le Kattegat et la mer du Nord a sensiblement diminuée par des atterrissements dans le Jutland. En second lieu, elle peut être due à la grande masse d'eau versée continuellement dans la Baltique, car il n'y a pas de mer qui ait proportionnellement à ses dimensions, une affluence d'eau douce aussi considérable. Enfin, les courants ont une grande influence. Ils sont très-prononcés dans le Sund et dans le Belt. Dans le Sund, qui est le mieux connu, il y a en moyenne douze jours de courant sortant de la Baltique pour cinq jours de courant rentrant. Cet excédant sera sans doute compensé, partiellement du moins, par les courants du Grand-Belt, mais il se pourrait bien que le débit de la mer Baltique l'emportât assez sur la rentrée pour que, à la longue, la salure de ces eaux allât en diminuant (voy. Baggesen, *Der dænische Staat*. Copenhagen 1845, et de Morlot, *Études géolo-gico-archéologiques en Danemark et en Suisse. Bullet. de la Soc. vaud. d. sc. nat.*, VI, p. 301 et suiv.).

Dans l'ouvrage ci-dessus mentionné Baggesen dit que « à Rostock la salure de la mer n'est déjà plus que la moitié de celle de la mer du Nord » et que « *au fond du golfe de Bothnie l'eau est à peine sau-mâtre.* » Nous ne savons sur quels faits, sur quelles analyses repose cette dernière assertion qui, comme on le voit, est en op-position avec les résultats obtenus par l'analyse des diverses vases, dont, au contraire, la salure augmente de Wisby à Furusund et de Furusund à Norrtelje, c'est-à-dire en allant du sud au nord (Hille-vik, il est vrai, semble faire exception, mais ce fait est peut-être dû à des causes toutes locales).

Nous ne comprendrions du reste pas comment le golfe de Both-nie serait moins salé que les portions méridionales de la Baltique, car, s'il est prouvé qu'il y a un courant sensible allant de la Bal-tique dans la mer du Nord, il est évident que par suite du nombre des fleuves et des rivières qui se déversent dans la Baltique, la quan-tité d'eau douce augmente constamment à partir du Torneo-Elf jusqu'à Falsterbo au cap Skanör, et même au delà.

Ainsi donc, jusqu'à plus ample informé, nous admettons comme un fait démontré par les analyses des vases de Wisby, Furusund, etc., que le golfe de Bothnie présente une salure plus forte que les parties méridionales de la Baltique.

Un examen attentif démontre aussi que notre tableau est supérieur au précédent et beaucoup plus exact. En effet, la position que semblait prendre Furusund, entre Lysekil et Marstrand, nous pa-raissait étrange, et maintenant nous voyons même que Lysekil l'emporte sur Marstrand. Ces exceptions apparentes disparaissent ainsi tout naturellement.

Toutefois, quelque intéressants que soient ces derniers résultats au point de vue de l'histoire naturelle, il ne faut point exagérer leur importance pour ce qui est de l'application thérapeutique-des bains de mer et de la vase. Nous sommes très-porté à croire que l'on a attribué une trop grande efficacité à l'action des sels solubles, et maintenant que nos propres recherches nous ont démontré la présence du fer, nous croyons que c'est à cet agent thérapeutique, si puissant dans un grand nombre de maladies, qu'il faudra attribuer les propriétés médicales les plus importantes de la vase.

Nota. Au moment où nous donnions à l'impression ces quelques premières feuilles nous reçûmes une lettre du professeur A. Retzius, de Stockholm, nous annonçant qu'une nouvelle analyse de la vase de Grebbestad venait d'être faite dans le laboratoire de Stockholm. On y avait reconnu la présence d'une quantité considérable de fer. L'étudiant chargé de l'analyse croit que ce fer s'y trouve sous la forme de silicate. Or, comme nous l'avons déjà dit plus haut, le silicate de fer existe dans la vase, mais en très-petite quantité et, vu son insolubilité parfaite même dans tous les acides (sauf SO^3 qui, chauffé à une température quelque peu élevée, pourrait en dissoudre une faible partie), il ne saurait avoir aucune influence chimique sur l'organisme. La plus grande partie de fer ne saurait, en effet, exister dans la vase comme silicate, car nous obtenons ce fer en traitant la vase avec l'acide chlorhydrique, etc. Or Berzelius déjà avait démontré que dans cet acide les silicates sont insolubles. C'est donc là une erreur à rectifier dans les analyses suédoises. — Cette insolubilité complète des silicates de fer dans les acides, nous la constatons en outre tous les jours dans les laboratoires. En effet, le verre de bouteilles ordinaire doit sa coloration verte au silicate de protoxyde de fer, le verre brun au silicate de peroxyde, et cependant jamais ces verres ne subissent la moindre altération, lors même que nous conservons pendant des années, dans des bouteilles pareilles, de l'acide chlorhydrique, sulfurique, etc., ou même de l'eau régale.

Si nous insistons sur le fait parfaitement démontré que le fer se trouve dans la vase comme peroxyde hydraté, et non-seulement comme silicate, c'est que la présence du peroxyde a, malgré son insolubilité dans l'eau, pour la thérapeutique une importance très-grande que ne saurait avoir le silicate.

CHAPITRE III.

RECHERCHE DE LA VASE ET MODE D'APPLICATION.

Rien n'est plus facile, dira-t-on, que de trouver de la vase,
lorsqu'on la cherche sur les rivages de la mer. En effet, on en
rencontre partout. Cependant cette vase est loin de présenter toujours toutes les qualités nécessaires pour pouvoir être employée
dans un but médical et pour répondre à toutes nos exigences au
double point de vue de la pharmaco-dynamique et de la thérapeutique. En effet, la vase médicale proprement dite est assez rare;
il est tel établissement où on la fait même venir de trois ou quatre
lieues de distance, et jusqu'à ces dernières années on se servait en
core à Marstrand de la vase de Strömstad.

Les localités les plus favorables à la formation de la vase médicale sont de petits golfes à l'abri du vent et des vagues, où la végétation sous-marine peut se développer librement. Après quelque
temps ces plantes subissent l'influence des lois qui régissent tous
les corps organisés, elles périssent et se décomposent pour faire
place à une autre génération qui, elle-même, ne tardera pas à
disparaître pour être remplacée par une troisième, et ainsi de
suite. C'est cette décomposition continuelle, à l'abri du contact de
l'air, sous l'influence de l'eau et de la basse température que la
présence de l'eau maintient continuellement, qui donne naissance
à la terre végétale, à l'humus que nous rencontrons toujours dans
de pareilles circonstances. Mais nous n'avons pas à entrer ici dans
plus de détails sur ce sujet si bien étudié par Wiegmann, Berzelius, Liebig, Mulder, etc.; ces quelques indications suffiront pour
guider dans la recherche des localités favorables. Cependant il ne
faudra pas se laisser décourager par quelques insuccès dans les
premières recherches, car il est tel endroit où le fond de la mer
est trop sablonneux, tel autre où l'on arrive directement sur des
rochers, et ce sont là tout autant de circonstances souvent impossibles à prévoir et qu'il faudra toutefois prendre en considération.

Mais supposons que nos recherches aient été couronnées de
succès, que nous ayons découvert une localité favorable, et voyons

maintenant comment on retire la vase. Cette opération est très-simple. Nous partons dans un petit canot au milieu duquel se trouve une cuve, un grand baquet ou tel vase analogue, et le seul instrument dont nous ayons besoin est une perche de bois longue de 3 à 4 mètres et d'une épaisseur de 12 à 15 centimètres, dans une des extrémités de laquelle on a creusé une gouttière d'environ 1 mètre de longueur et aussi profonde que le permet l'épaisseur du bois. Arrivé sur les lieux on enfonce dans la vase cette espèce de tarière, on remplit la gouttière en tournant l'instrument deux ou trois fois sur lui-même et on le retire. La vase ainsi obtenue n'est pas une masse homogène, mais elle présente toujours plusieurs couches, de couleur et de consistance différentes, et qui varient beaucoup suivant les localités. Ici encore il faut faire un choix, jeter de nouveau à la mer toutes les parties qui ne sont point complétement décomposées, les couches trop claires dans lesquelles on reconnaît encore divers débris organiques, et ne garder que la masse noirâtre, homogène, dont nous avons précédemment décrit les propriétés physiques et chimiques. — Avant de se servir de cette vase il faudra lui faire subir une petite préparation afin de la débarrasser des matières organiques encore incomplétement décomposées qu'elle renferme toujours, telles que de petites racines, etc.; pour cela il suffit de la faire passer au travers d'une toile très-grossière. — Pour les boues minérales, qui le plus souvent sont encore très-riches en racines, en fragments de branches, de tiges, de diverses plantes, etc., il est nécessaire, pour obtenir une boue propre à servir aux usages médicaux, d'avoir recours à une machine, une espèce de moulin comme cela se fait toujours à Franzensbad, Marienbad et dans les autres établissements de la Bohême et de l'Allemagne. Une pareille machine est inutile pour les vases marines, mais devrait être introduite à Ronneby et dans d'autres localités pareilles.

Pour bien faire il faut, comme cela a lieu à Strömstad, aller tous les jours à la recherche de la vase, car on comprend facilement qu'elle puisse perdre des propriétés essentielles par l'exposition prolongée à l'air libre (dégagement de matières gazeuses, volatiles, etc.).

On renferme alors la vase ainsi obtenue, après l'avoir passée au travers d'une toile très- grossière, comme nous l'avons dit plus haut, dans de plus petits ustensiles, que l'on maintiént toujours dans de l'eau de mer chauffée, afin que la vase conserve la température nécessaire à son application. Dans chaque chambre de bain se trouve un de ces petits pots qui contient à peu près la quantité de vase nécessaire pour un bain, c'est-à-dire environ une livre.

Mode d'application de la vase.

Le mode d'application de la vase est un des points les plus importants dans la thérapeutique des bains de la Suède. Aussi devrons-nous entrer ici dans quelques détails d'autant plus indispensables, que nulle part, ni en France, ni en Angleterre, ni en Allemagne, ni en Bohême, nous n'avons trouvé un pareil *modus agendi*. Voyons d'abord comment sont organisées les chambres de bains. Dans tous les établissements où l'on fait usage de la vase (Marstrand, Strömstad, etc.; Warberg fait exception sous ce rapport), la chambre des bains est arrangée de manière à pouvoir être complétement inondée; on pourrait dire que la chambre est la baignoire, car la véritable baignoire qui se trouve dans toutes les chambres, n'est là que pour permettre au malade de se plonger dans de l'eau pure après qu'on l'a débarrassé de la vase. Pour chaque chambre il y a toujours un cabinet de toilette attenant, mais complétement séparé, dans lequel le poêle suédois ne manque jamais, car ces cabinets sont toujours chauffés, même au milieu de l'été. Le même poêle sert à chauffer le linge. Un sofa, une chaise et une table de nuit complètent l'ameublement du cabinet. Quant à la chambre de bains proprement dite, comme nous venons de le dire, elle est construite de manière à pouvoir être inondée complétement, et à cet effet le plancher est légèrement incliné, et dans la partie la plus déclive de la chambre se trouvent des orifices qui permettent l'écoulement libre de l'eau. Outre la baignoire dont nous avons déjà parlé et au-dessus de laquelle on peut à volonté, en tournant un robinet, ouvrir une forte douche à colonne, nous trouvons dans chaque chambre une douche simple (dont le jet a à peu près la force de celui d'une pompe à feu ordinaire), un petit tabouret et le pot renfermant la vase. Enfin, dans chaque chambre nous avons une vieille femme, la baigneuse. Du matin au soir elle reste enfermée dans sa chambre et fait subir à chaque per-

sonne qui s'aventure dans son domaine, l'opération que nous dé-
crirons plus bas. Les baigneuses ont en Suède une réputation
méritée, surtout celles de Strömstad. Celle que nous avions à
Strömstad faisait le même métier depuis vingt-trois ans et cela tous
les jours pendant la saison. Nous avouons ne pas comprendre pourquoi l'on n'a pas des hommes pour les messieurs et des femmes
pour les dames. Ces mœurs patriarcales ne manquent pas de frap-
per les étrangers. On m'assura que l'on avait essayé des hommes,
mais qu'il était impóssible de se fier à eux, ils n'avaient ni assez
d'exactitude ni assez de patience ! ! Enfin, me dit-on, c'est là une
coutume reçue en Suède et il n'y a aucune nécessité de la changer,
car l'on ne prend jamais que de vieilles femmes. Soit ! Il est vrai
que notre baigneuse était vieille, mais elle disait elle-même qu'elle
fait ce métier depuis vingt-trois ans.

Voyons maintenant la baigneuse à l'œuvre.

Pendant qu'on prépare le bain, le malade se déshabille dans le
cabinet de toilette, puis, à un signal donné par la baigneuse, il
entre dans la chambre de bains dans l'état de nature le plus complet. Afin qu'il ne sente pas le froid, le sol est couvert de plaques
de liége que la baigneuse vient d'arroser avec de l'eau chaude. Le
patient prend place alors sur le petit tabouret, et la baigneuse,
après lui avoir humecté les cheveux et la tête avec de l'eau froide,
prend à pleines mains de la vase chauffée (31° à 34° C.) et lui en
enduit tout le corps du cou jusqu'au bout des pieds. N'était-ce
une odeur assez désagréable d'acide sulfhydrique et la couleur
plus ou moins dégoûtante de la vase, les frictions avec cette
masse tiède et onctueuse pourraient être assez agréables. Maintenant si le médecin l'a jugé nécessaire et si le malade n'a pas la
peau trop irritable, la baigneuse le frotte (sur la vase) avec une
brosse assez rude pour produire quelquefois un véritable érythème. Puis vient une nouvelle application de la vase, exactement
comme la première fois. Après cela la baigneuse se retire dans un
coin de la chambre, monte sur un petit escalier et, se mettant elle-
même à l'abri de l'eau derrière une paroi de bois, elle dirige sur
le malade une douche d'eau salée chauffée. Cet acte de l'opération
dure de trois à cinq minutes. En un instant la vase a disparu et le malade parfaitement nettoyé entre alors dans la baignoire, où pendant
une à trois minutes tout au plus, il se délecte dans un bain d'eau ma-

rine dont la température varie suivant les cas de 26° à 34° et même 42° C. C'est au sortir de ce bain que, lorsque le médecin l'a ordonné, on administre la douche à colonne. Il ne reste plus maintenant à la baigneuse qu'à envelopper le malade dans des draps chauffés, à le frotter et à l'essuyer jusqu'à siccité complète. Sa tâche alors est achevée et pendant que le malade procède à sa toilette elle se repose et reprend des forces pour recommencer bientôt la même manœuvre[1].

C'est là le mode ordinaire de l'application de la vase, celui que nous pouvons à juste titre appeler *méthode suédoise*. Il n'existe pas en Suède, à notre connaissance, d'établissements où l'on fasse usage des bains de vase proprement dits, pareils à ceux que l'on donne ordinairement dans les bains de la Bohême et les autres établissements de l'Allemagne; cependant ils pourraient dans certains cas être d'une grande utilité. En somme toutefois, comme médication tonique et révulsive, la méthode suédoise est de beaucoup préférable. C'est à ce mode particulier d'application, joint à l'usage des bains de mer, à un air vif et fortifiant et enfin à une vase de première qualité, que ces bains de la Suède doivent de si nombreuses guérisons dans des cas de rhumatisme, de goutte et surtout de paralysies réputées incurables. Ce sont les excellents résultats obtenus par ces bains de vase et le fait même de leur mode d'application tout particulier qui nous ont engagé à publier cette courte monographie, et nous espérons par ces quelques lignes attirer l'attention des balnéologistes de l'Europe sur ces établissements importants restés trop longtemps dans un oubli immérité et qui s'explique à peine par la distance, la différence de la langue et les difficultés qui autrefois entravaient les communi-

---

[1] D'autres fois on applique la vase d'une manière toute locale, en guise de fomentations, de cataplasmes, sur différentes parties du corps. Par exemple, sur les articulations dans des cas de rhumatisme, de goutte, ou sur les yeux pour diverses ophthalmies profondes. Les malades reçoivent alors la vase à domicile et continuent ces applications pendant deux, quatre, douze heures, toute une nuit et même plus longtemps Nous approuvons fort ces applications locales dans les affections rhumatismales ou goutteuses, mais ce que nous avons vu de leur action dans les maladies de l'œil, ne nous a nullement convaincu de leur efficacité, nous dirons même de leur innocuité, dans les affections de cet organe.

cations aujourd'hui si faciles, du moins pendant la belle saison. D'un autre côté la Suède, qui depuis les temps de Linné a occupé dans les sciences un rang si élevé, se félicitera d'avoir donné à l'Europe un nouveau moyen de soulager un grand nombre de malheureux, et c'est avec plaisir que nous avons reçu les assurances des médecins de Franzensbad et d'Elster, nous annonçant leur intention de faire dès cette année usage de la méthode suédoise. Nous sommes persuadé que les résultats ne tarderont pas à venir confirmer la supériorité de cette méthode. Mais comme toute l'efficacité de ces bains ne dépend pas seulement de ce mode d'application, nous ne doutons pas que nombre d'étrangers ne veuillent maintenant profiter aussi des vases excellentes de la côte occidentale de la Suède, et nous sommes persuadé que ceux qui ne craindront pas un petit voyage sur mer pour se rendre à Strömstad, Marstrand, etc., se féliciteront autant des résultats de leur cure que de l'hospitalité suédoise.

Avant de terminer ce chapitre, encore un mot aux médecins pour leur recommander la prudence dans l'usage de la vase. En effet, c'est là un moyen d'une grande puissance, mais cette puissance même le rend dangereux. Il est nombre de maladies qui ne pourraient qu'empirer et s'aggraver par un traitement aussi actif, mais c'est un défaut que partagent tous les agents violents dont peuvent et dont doivent se servir les médecins. Faire un grand usage de la vase, mais le faire avec circonspection, après un examen attentif des cas où elle est utile, telle est la tâche des médecins de ces établissements.

Il suffira d'avoir indiqué le danger pour prévenir un abus qui pourrait devenir excessivement funeste.

CHAPITRE IV.

ACTION DE LA VASE ET INDICATIONS THÉRAPEUTIQUES.

Pour terminer cette première partie de notre travail, il nous reste, avant de passer en revue les différentes localités que nous avons eu l'occasion de nommer plusieurs fois, à présenter quelques considérations sur l'action de la vase et sur les maladies dans lesquelles elle peut avoir une heureuse influence. C'est en effet à la vase que les bains de la Suède doivent sans contredit une grande partie de leurs propriétés thérapeutiques. Cependant ici nous avons affaire aussi à un grand nombre d'autres agents dont il faut tenir compte. Quelle influence immense n'exerce pas sur l'habitant des villes le séjour au bord de la mer, dans un air vif et fortifiant, au milieu d'une atmosphère chargée des produits de l'évaporation de l'eau marine ; l'usage de l'eau de mer qui seule est employée dans les bains de vase ; enfin, un régime sain et régulier, un changement de vie complet avec l'abandon de toutes les préoccupations journalières ! De nombreux auteurs ont dans ces dernières années démontré d'une manière péremptoire l'influence bienfaisante des changements de lieux, des différences de climats; et en étudiant cette influence le but des médecins est de remplacer l'ancienne thérapeutique empirique par une médication reposant sur des bases physiologiques. — Favoriser le jeu de tel ou tel organe, le ramener à l'état normal par des moyens naturels et rationnels, tel est le but final qu'espère atteindre l'école physiologique et c'est pour cela que l'on a institué des séries innombrables d'expériences sur les variations de la température animale, de la circulation, de la respiration, etc., dans telle ou telle condition donnée. Quel autre but avait Lombard dans ses recherches sur l'action de l'air des montagnes? Quel autre, Beneke lorsqu'il étudiait d'une manière si minutieuse l'influence des bains de mer de la Baltique? Les travaux de Fonsagrives, sur les changements de climats sont faits dans le même esprit. Mais nous n'en finirions pas si nous voulions mentionner tous les auteurs qui ont été dominés par cette même pensée. — Toujours il s'agit, en changeant les conditions physiologiques, d'activer ou de ralentir les fonctions de tel ou tel organe.

Les changements de vie et de climat, les bains de mer, etc. sont donc déjà par eux-mêmes de puissants agents qu'il faudrait étudier séparément ou dont il faudrait au moins tenir compte. Et nous le ferons sans doute toutes les fois qu'il s'agira de donner un conseil à un malade. Mais ici nous ne saurions entrer dans plus de détails sur des questions qui, quoique se rattachant de droit à notre sujet, n'en deviendraient pas moins des digressions si nous voulions les traiter d'une manière quelque peu complète. Revenons donc à la vase.

L'action de la vase est de deux natures différentes. Elle est tout d'abord mécanique, grâce aux nombreuses parties insolubles; en second lieu c'est une action chimique.

1° Action mécanique.

L'action mécanique de la vase est sans contredit de la plus haute importance, et, au nombre des causes qui agissent dans ce sens nous devons considérer les *frictions* et la *chaleur*. (S'il n'est pas question ici de l'influence de la pression, c'est que nous n'avons point affaire à de véritables bains de vase ou de boue comme cela a lieu en Bohême, etc. Dans quelques cas les Suédois pourraient tirer bon parti de cette méthode.)

Les *frictions*, comme nous l'avons déjà dit plusieurs fois, accompagnent en Suède toutes les applications de la vase et c'est à elles que l'on a avec raison attribué une grande partie des résultats thérapeutiques obtenus. En effet, si l'on veut, comme l'a fait dernièrement un chimiste distingué[1], expliquer seulement par l'action mécanique les succès des bains de boue de la Bohême, combien plus toutes ces considérations ne s'appliquent-elles pas aux établissements de la Suède! Et cependant, quoique Lehmann soit sans contredit allé trop loin dans ses idées purement mécaniques, nous sommes forcé de reconnaître qu'elles sont vraies jusqu'à un certain point. L'action mécanique des bains de boue et de vase est indubitable et *sous ce rapport, les bains de la Suède n'ont leurs pareils nulle part.* C'est ici que les propriétés physiques

---

[1] Le professeur Lehmann. Voir *Schmidt's Jahrbücher*, vol. VIII, p. 105 etc., et Heidler, *Die Aufsaugung in mineralischen Bädern*, etc.

dont nous avons parlé plus haut ont une grande importance. En effet, le microscope nous a démontré que cette masse onctueuse, d'apparence homogène, renferme à côté de nombreux débris organiques, d'innombrables fragments de matières minérales à formes plus ou moins cristallines, des grains de quartz, des paillettes de mica, d'amphibole, etc , et surtout en immense quantité ces squelettes siliceux d'infusoires, de polythalames, de lithostylidiens, tout autant de corps à angles très-aigus qui produisent sur la peau une vive irritation. Le malade soumis à ces frictions de vase ressent en effet d'abord une augmentation sensible de température, quelques picotements dans la peau , enfin une vraie démangeaison produisant même chez quelques personnes vulnérables, une véritable douleur qui ne disparaît qu'au bout de quelques heures. Il n'est pas rare, en outre, après quelques bains, d'observer un véritable érythème pareil à celui que les balnéologistes désignent sous le nom de poussée (*psydracia thermalis*).

La chaleur. C'est ordinairement une température de 30 à 35 degrés C. que l'on donne à la vase destinée aux frictions, c'est-à-dire une température de quelques degrés inférieure à celle du corps humain. Dans ce cas la vase (pour ce qui est de la chaleur) ne saurait avoir qu'une légère action sédative, mais on peut ne pas tenir compte de cette action parce qu'elle est plus que compensée par l'excitation, l'irritation que produisent les frictions. Mais il est nombre de cas où la vase est appliquée à une température plus élevée et alors elle possède des propriétés sensiblement plus énergiques qu'à la température ordinaire. Ces deux agents , le frottement et la chaleur réunis, font que le médecin possède dans la vase un moyen irritant des plus actifs dont il ne doit jamais faire usage sans de grandes précautions.

Dans les véritables bains de boue ou de vase la chaleur a une action beaucoup plus puissante encore, car, grâce à sa densité considérable, la vase conserve beaucoup plus longtemps une température presque égale, et un bain de boue est encore chaud (sauf dans les couches superficielles) après un temps qui serait plus que suffisant pour refroidir complétement un bain ordinaire.

2° *Action chimique.*

Nous abordons maintenant une question bien délicate. Les bains de vase ou d'eaux minérales en général (car au point de vue qui nous occupe, ces derniers ne sauraient se comporter différemment que les bains de vase) ont-ils, oui ou non, une action chimique?

L'usage que l'on a fait pendant des siècles des bains d'eaux minérales, la fabrication artificielle de ces eaux, tous les travaux des balnéologistes, reposent sur ce seul fait de l'action chimique des éléments qu'elles renferment. C'était là un fait admis dans la science, un fait incontesté et l'on pourrait ajouter un fait démontré par l'expérience. Mais voilà qu'un chimiste distingué, le professeur Lehmann, de Leipzig, appelé à faire des recherches physiologiques et chimiques sur l'action des bains de boue de Marienbad, vient nier l'absorption par la peau des substances solubles contenues dans ces bains, renversant par là tout l'édifice élevé avec tant de peine par les médecins de plusieurs siècles [1]. Une pareille proposition soutenue par un inconnu aurait à peine provoqué une réponse et à coup sûr n'aurait convaincu personne, mais le nom du professeur de Leipzig suffit pour donner à cette question un immense retentissement. En effet, une polémique fut bientôt engagée et Lehmann trouva dans la personne de Heidler un antagoniste zélé [2]. Cependant, malgré tous les efforts tentés de part et d'autre, la question est loin d'être résolue. Nous n'avons pas ici à nous immiscer à la discussion, et nous ne sommes pas éloigné de croire que ce n'est pas par la voie de la discussion que l'on arrivera à un résultat certain. En effet, l'absorption par la peau des matières solubles, que, il est vrai, on avait beaucoup exagérée, est à nos yeux un fait démontré par des preuves irrécusables; mais ce ne sont pas des raisonnements, ce sont de nombreux et nouveaux essais physiologiques qu'il faut opposer à Lehmann, et les défenseurs de l'absorption doivent pour le moment s'appliquer à ces recherches avec persévérance, avec une rigoureuse exactitude et avant tout avec un vif désir d'arriver à reconnaître la vérité, dût-elle même leur être contraire. Quelques médecins, nous le savons, sont entrés dans cette voie (ainsi, par exemple, le docteur Flechsig

[1] *Schmidt's Jahrbücher*, 1855, vol. VIII, p. 105 et suiv.

[2] J. v. Heidler. *Die Aufsaugung in mineralischen Bädern.* Prag 1858.

Le même. *Der neue Mineralmoor in Marienbad*, etc. Prag 1858.

à Elster). Attendons patiemment le résultat de leurs scrupuleuses investigations. Jusqu'alors nous admettons le fait de l'absorption cutanée, car, malgré quelques expériences trop peu nombreuses qui en apparence démontrent le contraire, nous ne saurions, après tout ce que la physiologie nous a enseigné sur les fonctions de la peau, croire que l'on puisse pendant plusieurs semaines faire un usage journalier de bains d'eau minérales sans qu'en définitive une portion quelconque des parties solubles contenues dans ces eaux pénètre dans l'organisme. Et nos réactifs, quelquefois si insuffisants, finiront toujours par en démontrer la présence dans le sang ou dans les diverses sécrétions.

Quel est donc l'action chimique de la vase ?

Nous retrouvons ici ce que l'on a si souvent fait observer à propos des eaux minérales, une action complexe.

« Une eau, dit Andrieu (*Essai sur les Eaux-Bonnes*), est un tout indivis; l'effet définitif qu'elle produit est sans doute la résultante d'actions multiples aboutissant à une commune fin; ou, pour mieux dire, une eau minérale, renfermant un certain nombre d'ingrédients chimiques, est un médicament complexe qui agit comme unité. » Mais dans tel état de l'organisme ce sera tel des éléments qui composent cette unité dont l'influence se fera surtout ressentir, et cela explique la diversité d'action.

Avant de pouvoir porter un jugement sur la nature de cette unité il faut faire l'étude clinique. C'est seulement alors que nous connaîtrons l'action de la vase. En effet, ce n'est pas la prédominance chimique d'un élément particulier qui pourra *a priori* faire préjuger des résultats que l'on peut attendre d'une eau minérale ou de la vase. Il faut étudier la prédominance thérapeutique des divers principes, et c'est souvent l'un d'eux existant en proportion secondaire qui déterminera la nature de l'action physiologique et thérapeutique. C'est ce que nous voyons tous les jours pour les eaux sulfureuses, ferrugineuses, etc. ; le soufre, le fer ne s'y trouvent souvent qu'en minime proportion et c'est pourtant à ces agents chimiques que l'eau doit ses propriétés curatives.

Nous avons cité plus haut l'opinion d'Andrieu pour montrer la nécessité de l'étude clinique. Voici encore à ce sujet ce que dit le docteur Allard[3] qui partage les mêmes vues : « Connaître seulement

[3] G. C. Allard. *De la thérapeutique hydro-minérale des maladies constitutionnelles, etc.* Paris 1860.

la composition chimique d'une eau minérale, c'est connaître le corps sans la force qui l'anime ; se borner à son étude clinique, c'est avoir la notion de la force sans celle du corps qui lui sert de substratum.» Cela est parfaitement vrai et personne ne le mettra en doute ; mais conclure de là, comme le font les auteurs précités, que l'action des eaux (qui, si l'on néglige la puissance, l'intensité de cette action, est à nos yeux assimilable à celle de la vase) est toujours une unité thérapeutique, c'est se mettre en opposition avec les faits, avec les résultats de cette même analyse clinique sur laquelle ils veulent s'appuyer. Personne, il est vrai, ne mettra en doute l'action élective des eaux ; personne n'ignore l'action particulière des eaux alcalines sodiques sur les fonctions digestives, et celle des eaux alcalines calciques sur les fonctions génito-urinaires. Mais prétendre après cela que parce que ces eaux ont une action élective elles n'en ont pas d'autre, c'est aller trop loin, c'est se laisser entraîner par la théorie au delà de ce que démontre l'observation. Pour que cette action élective se fasse sentir il faut une sorte de prédisposition de l'organisme et dans des eaux renfermant comme la vase deux groupes d'éléments chimiques tous deux importants au point de vue de la thérapeutique, c'est l'état de l'organisme qui appellera telle ou telle action élective. — Quant à la vase, nous verrons, qu'au point de vue de l'action chimique, elle remplit à la fois une double indication, celle de la médication ferrugineuse et celle de la médication saline. Mais peut-être, dira-t-on, vaut-il mieux éviter ce double mode d'action et faire usage au lieu de la vase, des préparations pharmaceutiques artificielles. A cela nous répondrons tout d'abord que souvent les deux médications sont indiquées simultanément. Mais laissant même de côté ces cas particuliers nous devons faire ressortir l'avantage d'avoir recours aux bains de vase ou d'eaux minérales. En effet, comme Bonnet (*Traité de thérapeutique des maladies articulaires*, p. 31) le fait judicieusement observer, les méthodes de traitement sont ou physiologiques ou médicales (soit pharmaceutiques).

« Les *méthodes physiologiques* sont celles qui tendent à modifier la santé par l'exercice des fonctions normales, la nutrition et la respiration par exemple, et elles ne peuvent être négligées, comme le sont les remèdes, car elles s'accomplissent toujours quel que soit l'oubli dans lequel on laisse leur direction.

« L'hygiène fournit des éléments précieux pour l'emploi de ces méthodes ; elle nous fait connaître les effets de l'air, de la nourriture, de l'habitation dans les conditions ordinaires de la vie. Mais en dehors de ces agents qu'elle met à notre disposition, il en est qui, tout aussi naturels que ceux que je viens d'énumérer, rentrent cependant dans le domaine de la thérapeutique. Ce sont les bains..., etc.

« Lorsqu'on réfléchit à l'action de ces diverses méthodes physio logiques, on est frappé de voir qu'elles ont toutes pour caractère commun d'activer le mouvement fonctionnel des organes, d'augmenter l'élimination ou la combustion des matériaux dont se compose l'économie et par suite de rendre la rénovation organique plus rapide. »

Un article très-important et qui démontre toute l'influence des méthodes physiologiques a paru dans le *Œsterr. Zeitschrift f. prakt. Heilkunde*, 3 et 10 février 1860. Il est intitulé *Die Badewirkungen* (les actions des bains). Cette « esquisse physiologique » comme l'auteur lui-même qualifie son travail, est due à la plume du célèbre Ludwig, professeur à l'Académie Joséphine de Vienne. Nous ne saurions trop en recommander l'étude aux médecins des bains. Ils y trouveront d'importants renseignements sur la direction qu'ils doivent donner à leurs recherches et sur les nombreux points qui restent encore à étudier avant de pouvoir donner un aperçu exact et quelque peu complet de l'action des eaux minérales et des bains en général.

Si nous voulions analyser également les *méthodes pharmaceutiques*, nous verrions qu'elles ont leurs lois générales et leurs modes communs, comme les méthodes physiologiques. Les effets communs à plusieurs d'entre elles sont l'absorption suivie de l'élimination.

Mais il ne faut pas perdre de vue que certains remèdes agissent sur l'économie à la manière des agents physiologiques qui activent ou la respiration ou la production de chaleur ou la transpiration.

Dans d'autres cas c'est le mode d'administration qui tient de la méthode physiologique, tandis que l'action du remède en lui-même est purement pharmaceutique. On comprend l'avantage d'associer ces deux modes d'actions ou plutôt ces deux méthodes. « Cette désirable association » dit Bonnet (loc. cit., p. 33), se trouve réalisée dans les eaux minérales, salines, sulfureuses, alcalines, etc. »

Bonnet ajoute ensuite quelques considérations qui s'appliquent si bien aux bains de vase que nous n'hésitons pas à les reproduire ici :

« La règle commune à l'emploi des préparations pharmaceutiques, qui agissent surtout par l'absorption et l'élimination (on sait que cela est spécialement le cas pour les matières salines renfermées dans la vase) est la nécessité de leur combinaison avec les méthodes physiologiques qui activent la rénovation organique. Donner de l'iode ou du soufre à un malade qui languit immobile dans un hôpital, c'est faire une médication souvent impuissante ou même intempestive ; lui donner ces substances lorsqu'il est au grand air et qu'il fait de l'exercice, c'est agir suivant une combinaison dont la raison indique et dont l'expérience démontre l'utilité.

« De tous les modes si nombreux suivant lesquels peuvent être employées les médications physiologiques et pharmaceutiques, il n'en est pas qui soient préférables à ceux qui portent surtout leur influence sur l'enveloppe cutanée. En agissant sur la peau, ces médications ne troublent point les voies digestives ; elles activent la circulation capillaire, la transpiration et la production de la chaleur, et l'on peut les prolonger autant que l'exigent les maladies réfractaires. »

Comme on le voit, tous ces avantages se trouvent réunis dans l'emploi de la vase tel qu'il se fait en Suède. Nous aurons à en apprécier les effets en traitant de l'action thérapeutique.

Pour ce qui est de l'action chimique proprement dite, elle peut se rattacher à deux types.

1° Celui de la *médication ferrugineuse.*

2° Celui de la *médication saline.*

Nous n'entrerons pas ici dans des détails inutiles au sujet de la médication ferrugineuse. L'action physiologique du fer, du seul tonique analeptique (à l'exception peut-être du manganèse) que possède la matière médicale, est trop connue pour que nous ayons à l'exposer ici. Mais il était de la plus haute importance de faire ressortir ici ce mode d'action de la vase, et cela d'autant plus que, comme nous l'avons dit en donnant l'analyse chimique des diverses vases, la présence dans la vase de sels de fer en quantités relativement très-considérables est un fait qui n'est connu en Suède que depuis nos propres analyses.

Quant à la médication saline le type de cette médication est l'emploi des eaux minérales salines et surtout de l'eau de mer. L'action des bains de mer se rapproche beaucoup de celle des bains froids de source et de rivière. Comme ces derniers, les bains de mer déterminent, lorsqu'on les prend par immersion, une vive réaction à la peau ; ils diminuent l'impressionnabilité au froid ; ils activent les fonctions digestives et donnent un sentiment général de force. La présence du sel ajoute à ces effets et les modifie profondément (voy. Benecke et Bonnet, ouvrages cités). Ainsi, leur effet tonique et excitant est plus grand que celui des eaux pures, quand on n'y reste que quelques instants, et si le bain est prolongé l'absorption du sel laisse à sa suite une excitation générale et une tendance à la résolution qui peuvent, dans des cas donnés, produire d'excellents résultats (voy. aussi Ludwig, *Die Badewirkungen*, *Œster. Zeitschrift f prakt. Heilkunde*, n°s 5 et 6, 1860).

Passons maintenant à l'examen de l'*action thérapeutique* de la vase.

Dans les paragraphes qui précèdent, nous avons dû reconnaître à la vase une triple action : 1° mécanique, 2° ferrugineuse, 3° saline. Nous rencontrons une division analogue et correspondant à la précédente dans l'étude de l'action thérapeutique, à savoir : 1° une action révulsive, 2° tonique et 3° antidyscrasique et résolutive.

1° *Action révulsive.* Cette propriété de la vase, mise hors de doute par l'étude des faits cliniques, tient, comme nous l'avons vu, à la présence dans la vase de nombreux débris inorganiques. Mais elle tient surtout aussi au mode d'application, à ce que nous avons appelé la *méthode suédoise*. En effet, les boues de Franzensbad et de Marienbad, etc., dans lesquelles on retrouve des débris inorganiques pareils, n'ont jamais donné jusqu'ici des résultats thérapeutiques comparables à ceux que nous obtenons sous ce rapport de l'emploi de la vase dans les bains de la Suède. Bientôt, nous l'espérons, nous pourrons citer des faits plus concluants encore sur ce qui, dans l'action de la vase, doit être attribué à la méthode suédoise, car les médecins de Franzensbad et d'Elster nous ont promis de l'introduire dans leurs établissements. La boue restant la même dans les deux cas, il est évident que la différence dans les résultats thérapeutiques tiendra à la différence de la méthode.

2° *Action tonique.* Les médecins suédois ont toujours et avec raison insisté sur l'action tonique de leurs bains de vase, mais ils ne l'ont pas, selon nous, attribuée à la vraie cause. Les bains, le changement d'air, le séjour au bord de la mer dans un air vif et fortifiant, chargé des produits de l'évaporation marine, telles sont, pensent-ils, les causes de cette action tonique que les résultats thérapeutiques ne permettent pas de mettre en doute. Toutes ces causes, il est vrai, ont leur importance et ne doivent pas être négligées, mais la raison principale et qui les domine toutes, c'est, comme l'ont démontré nos analyses, la *présence du fer.* Les recherches de chimie physiologique et pathologique sont loin d'avoir dit leur dernier mot dans une question si complexe et si délicate que celle de l'action qu'exercent sur l'organisme ces sels de fer la plupart insolubles dans l'eau. Peut-être l'action du bain détermine-t-elle à la surface du corps la formation ou le développement de tel ou tel acide organique capable d'en transformer une partie en sels solubles? Peut-être? Peut-être?... Mais il vaut mieux attendre les progrès de la science que de faire des hypothèses souvent hasardées. Tenons-nous en pour le moment au fait même de cette action suffisamment démontrée par l'expérience. Nous pourrions, en effet, citer nombre d'eaux minérales ferrugineuses qui ne contiennent le fer que sous une forme insoluble et qui pourtant ont sur l'organisme une action très-sensible et que l'on ne peut attribuer qu'à la présence des composés de ce métal.

3° *Action antidyscrasique et résolutive.* Cette action de la vase repose sur la présence des sels alcalins qu'elle renferme, ainsi que des traces de iode, de brome et d'arsenic. Tous ces composés chimiques, chlorures alcalins, iodures, bromures, etc. appartiennent à la classe des médicaments *altérants.* Quelques mots sur leur mode d'action suffiront pour expliquer leur action thérapeutique. Un grand nombre des agents de la matière médicale, comme par exemple les médicaments stupéfiants, l'opium, l'aconit, la belladonne, etc., les émétiques, les purgatifs, les drastiques, etc. ont sur l'organisme une action que l'on peut envisager comme passagère.

« D'autres, dit Trousseau (*Traité de thérapeutique*, t. I, p. 350), donnent aux éléments organiques quelque chose qui demeure, qui survit à l'impression primitive du médicament ; c'est tantôt un élément constitutif ou une aptitude fonctionnelle plus complète, et ceux-là prennent le nom d'analeptiques ou reconstituants ; tantôt, au contraire, ils dénaturent le sang et les humeurs diverses ; ils les rendent moins propres à coopérer à la nutrition interstitielle et à fournir des éléments aux phlegmasies aiguës ou chroniques ; peut-être agissent-ils en rendant impossible la génération de produits accidentels épigénétiques ; et ceux-là prennent le nom d'altérants.

« Dans les maladies qui modifient à peine l'économie, dans celles qui n'occupent qu'un organe peu essentiel, on comprend sans peine qu'une médication superficielle, s'il nous est permis de nous exprimer ainsi, suffise pour la curation ; mais quand l'économie est profondément émue, quand un organe d'une extrême importance est envahi, ou que la multiplicité des accidents locaux équivaut en définitive à une vaste lésion unique ; ou bien encore quand un mal, chronique dans ses allures et dans ses formes, d'une nature rebelle et tenace, a pris racine dans l'économie, force est bien d'opposer une défense plus énergique à une attaque plus puissante, et c'est alors qu'il faut mettre en œuvre les moyens qui modifient puissamment. »

L'influence sous ce rapport de l'iode et du brome est trop connue pour que nous ayons ici à insister sur ce fait. L'action des alcalins est-peut-être moins généralement admise. Cependant Celse déjà connaissait leurs propriétés antiplastiques et altérantes, et au nombre des choses qui « font maigrir » il indique les bains salés. « *Extenuat corpus aqua calida*, *si quis in eam descendit*, magisque si salsa est. » (A. Corn. Celsi, *De medicina*, lib. I, Cap. III, paragraphe intitulé : *De his quæ extenuant corpus.*)

En parlant des médicaments altérants, Trousseau insiste beaucoup sur les alcalins. Parmi ces médicaments, dit-il, les alcalins occupent certainement une place aussi importante que le mercure. » En effet, ils sont tout à fait nécessaires à l'accomplissement de quelques fonctions, et les chimistes les plus compétents reconnaissent que les alcalins sont indispensables à la production des phénomènes d'endosmose, de combustion, de digestion et de sécrétion.

« Ainsi (Trousseau., *loc. cit.*) ils contribuent à maintenir dans le sang le degré de viscosité qui lui est nécessaire pour rester propre à l'endosmose, à l'exosmose et aux différentes compositions et décompositions qui constituent la vie organique. Ils donnent aux matières sucrées et amyloïdes introduites par l'alimentation la possibilité de s'unir à l'oxygène et de prendre part aux fonctions de respiration et de calorification. — Ils fluidifient les éléments de la bile, les empêchent de s'épaissir, de se concréter, de former des calculs; ils émulsionnent et saponifient les matières grasses; ils entretiennent les digestions intestinales, facilitent les sécrétions, et coopèrent ainsi d'une manière active à tous les actes de nutrition et d'assimilation. »

Au point de vue de leur action résolutive les alcalins ne doivent proprement que donner une première impulsion aux divers organes. Cette impulsion une fois donnée, la résolution se fait de soi-même sous l'influence des propriétés inhérentes aux tissus vivants. C'est là un fait que tous les jours on peut constater à Carlsbad, à Vichy ou dans telle autre de ces sources alcalines, si l'on y observe avec attention quelqu'un des nombreux malades affectés d'engorgements chroniques du foie, du poumon, etc.

Mais ici il est temps de nous arrêter.

Les considérations qui précèdent sont plus que suffisantes pour faire connaître l'action physiologique et thérapeutique de la vase. Sans doute, il faudrait maintenant, après avoir fait l'analyse des diverses propriétés des bains de vase, en faire également la synthèse, étudier l'action de l'eau dans son ensemble; mais ces données ne pourront s'obtenir qu'après une étude clinique prolongée. C'est un travail de longue haleine que ne peuvent entreprendre que des médecins suédois ou du moins des observateurs qui séjournent pendant plusieurs saisons dans les bains de Suède.

Pour terminer cette première partie de notre travail, il nous reste à dire quelques mots sur les différentes maladies dans lesquelles est indiqué l'usage de la vase et sur les contre-indications que nous pourrions rencontrer dans tel ou tel état morbide.

Les détails dans lesquels nous sommes entré en étudiant l'action physiologique et les différentes actions thérapeutiques de la vase nous permettent maintenant de ne donner ici qu'un résumé, et une simple énumération des maladies susceptibles d'être avantageusement modifiées par l'emploi de la vase suffira, après tout ce que nous avons dit précédemment, pour donner au médecin un guide sûr et facile dans l'application qu'il voudrait faire de la méthode suédoise.

Ici encore la présence du fer est d'une haute importance. En effet, la chlorose, l'anémie, les divers troubles fonctionnels qui résultent de cet appauvrissement du sang tant dans le système nerveux (névralgies de diverse nature, hystérie, etc.), que dans la sphère des organes génitaux (troubles de la menstruation, stérilité, catarrhes, etc.), la faiblesse qui résulte d'une longue maladie, sont tout autant d'états morbides dans lesquels l'usage de la vase est suivi des meilleurs résultats. — L'influence tonique de la vase est aussi très-utile dans une foule de maladies pour lesquelles cependant nous demandons surtout à la vase son action résolutive et antidyscrasique; ainsi, par exemple, dans toutes les manifestations de la diathèse scrofuleuse, dans toutes les affections cutanées dont Hardy fait avec raison une classe particulière sous le nom de *scrofulides*, dans les engorgements glandulaires les plus variés, etc.

Enfin, l'action révulsive jouera le premier rôle dans diverses affections cutanées chroniques, dans les maladies arthritiques et rhumatismales, enfin dans les paralysies et d'autres affections pareilles du système nerveux (anesthésie, etc.).

Telles sont les principales maladies pour lesquelles une cure de bains est indiquée dans une des localités où l'on se sert de la vase d'après la méthode suédoise. Nous verrons pour la seconde partie de ce travail quels sont les établissements qui méritent la préférence.

Toute affection fébrile, toute maladie inflammatoire aiguë est une contre-indication formelle de l'emploi de la vase en général et de la méthode suédoise en particulier.

Nous laissons à nos confrères de la Scandinavie le soin de recueillir des observations exactes et nombreuses; en un mot, nous leur abandonnons l'étude clinique. Les résultats de leurs recherches seront sans doute d'accord avec nos propres observations. Ils auront surtout à insister sur les cures étonnantes qu'ils font dans de nombreux cas de paralysies, car c'est là ce qui nous a paru propre aux bains de la Suède. En effet, les bains de boue ferrugineuse de Marienbad, Franzensbad, Elster, etc. peuvent, pour ce qui est des autres maladies, nous fournir des résultats à peu près identiques à ceux que l'on obtient en Suède, à la seule différence près, de la puissance plus grande de la vase suédoise ; mais les annales d'aucun de ces établissements n'ont pu jusqu'ici enregistrer des résultats pareils à ceux que l'on constate chaque jour en Suède, dans les affections paralytiques.

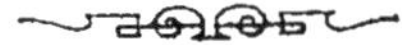

Deuxième partie.

DESCRIPTION TOPOGRAPHIQUE DES DiVERS ÉTABLISSEMENTS.

Le lecteur qui nous aura suivi jusqu'ici dans la partie exclusivement scientifique de ce petit travail, ne nous refusera pas son attention pour quelques descriptions topographiques que nous donnerons en terminant : elles sont d'une haute importance dans le choix que le médecin doit faire pour ses malades de telle ou telle localité.

Il devra non-seulement connaître la position géographique de chaque lieu, mais aussi et surtout ce qui le distingue des localités voisines, les raisons qui engageront souvent à faire un voyage considérable, au lieu de prendre ce que l'on a pour ainsi dire sous la main, l'action diverse des différentes vases, etc.

Ainsi, s'agit-il d'une affection légère, l'habitant de la province de Gefle pourra se contenter d'aller à Hillevik, celui de Stockholm à Norrtelje ou Furusund, et celui de Gothland ne quittera pas son île et trouvera à Wisby même les agents thérapeutiques dont il a besoin. Pour les personnes étrangères à la Suède, les bains de la Baltique n'auront pour ainsi dire aucune importance, car nous avons déjà reconnu dans la première partie de notre mémoire la supériorité de la vase de la mer du Nord, et ce ne sont pas les quelques kilomètres de plus qu'il faudrait parcourir, qui retiendraient une personne vraiment malade; car que ne fait-on pour recouvrer la santé ?

En conséquence, et comme c'est tout particulièrement pour faire connaître à l'étranger les bains de Suède que nous nous décidons à publier le résultat de nos perquisitions et de nos recherches, on nous permettra de passer un peu rapidement sur les localités d'une moindre importance, pour donner plus de détails sur les autres. En remontant la Baltique du sud au nord, nous rencontrons successivement Wisby, Furusund, Norrtelje et Hillevik.

Wisby.

Capitale de l'île de Gothland, sur la côte occidentale de laquelle elle est située (entre le 57e et le 58e degré latitude Nord, à 178 kilomètres sud-est de Stockholm), Wisby est l'une des villes les plus curieuses de la Suède. Fortifiée et pendant longtemps l'une des villes libres de la ligne hanséatique, elle eut une grande importance pour le commerce de la Baltique. Siége d'un ancien évêché, elle renferme plusieurs ruines d'églises qui contribuent à donner à la ville un air de vétusté, de moyen âge, qui rappelle Lübeck ou telle partie de Nürenberg.

La maison des bains est dans le voisinage du port. Elle est propre et jolie, quoique petite et organisée plutôt pour des bains d'eau de mer chauffée ou des bains froids dans des bassins en pleine mer, que pour l'usage de la vase. Quelques chambres ont un bassin à part. La prétendue vase est plutôt de la boue provenant des rues de la ville, des décombres que l'on verse dans le port, d'où on la retire ensuite pour les bains. Aussi ne s'en sert-on que très-rarement. On n'a point encore trouvé dans l'île de vase pareille à celle de la mer du Nord, ce qui tient peut-être à ce que toutes les localités favorables n'ont pas été explorées, peut-être aussi à la nature calcaire du sol. Nous renvoyons pour de plus amples détails, à l'analyse que nous avons donnée précédemment.

Furusund.

A Wisby, nous nous embarquons pour Stockholm, mais pour y arriver après la traversée de la Baltique, nous nous engageons dans un de ces jardins d'îlots que l'on ne rencontre presque qu'en Suède ; aussi la langue française est-elle impuissante pour reproduire l'expression suédoise de *Skärgarden*. C'est un archipel de petits rochers couverts de sapins et de broussailles, de petits récifs au milieu desquels la grande habitude et l'habileté reconnue des pilotes scandinaves peuvent seuls diriger les embarcations nombreuses qui se rendent sans cesse vers la capitale de la Suède.

C'est au milieu d'un *Skärgarden* pareil, sur le petit îlot d'Yxlan, entre Stockholm et Norrtelje, que se trouve le village de Furusund. Quoique le village soit très-petit et la maison des bains fort modeste, l'établissement de Furusund est pourtant assez important

pour ceux des habitants de Stockholm et des environs, auxquels
leur position sociale ne permet pas d'entreprendre un voyage relativement dispendieux, pour aller passer la saison sur la côte occidentale. L'eau, il est vrai, n'est pas très-salée, mais la vase n'est
pas à dédaigner et plusieurs malades y ont déjà trouvé du soula-
gement.

Norrtelje.

A deux milles et demi de Suède, nord est de Furusund, se
trouve la petite ville de Norrtelje. La maison des bains, située à
deux portées de fusil de la ville, est bien établie et munie de tous
les appareils que l'on rencontre ordinairement en Suède (douche
simple, douche ascendante, douche à colonne). On a même de
Norrtelje envoyé des femmes à Strömstad, pour apprendre à cette
école, classique en Suède pour ce genre d'études, la manière
d'employer la vase et de frictionner les malades. Mais il est une
cause qui empêchera toujours Norrtelje de rivaliser avec les établissements de la côte occidentale : c'est la différence de la salure
des deux mers, qui à l'est et à l'ouest baignent la Suède. On a
cherché à remédier jusqu'à un certain point à cet inconvénient, en
ajoutant du sel dans les baignoires, mais il va de soi que cette salure artificielle ne saurait jamais remplacer la salure naturelle.

Norrtelje a sur Furusund l'avantage d'être sur terre ferme, ce
qui permet des communications faciles par tous les temps et en
toutes saisons.

Hillevik.

Avant de quitter la Baltique, remontons encore vers le nord
jusqu'aux usines de Hillevik. C'est là que, près d'un petit hameau,
à un mille et demi de Suède, au nord de la ville de Gefle, capitale du Län ou gouvernement de Gefleborg, nous rencontrons
un dernier établissement plus modeste encore que tous les autres
et qui n'est guère fréquenté que par les habitants du voisinage. Nous
nous serions même dispensé d'en parler, ainsi que de bien d'autres
établissements, dont les noms mêmes peuvent rester inconnus de
nos lecteurs, si Hillevik n'avait acquis une véritable importance
scientifique, par le seul fait que la vase a été l'objet d'une analyse
spéciale (voy. plus haut au chapitre des *Propriétés chimiques*).

Disons maintenant un dernier adieu à la Baltique et transportons nous à Gothenburg, par le célèbre canal de Götha qui, comme chacun le sait, traverse toute la Suède. Pour l'étranger, au moyen des communications directes qui existent entre Hull, Lübeck, Copenhague et la Suède, il peut facilement arriver à Gothenburg. C'est de ce dernier port que partent presque tous les baigneurs ; aussi la navigation y est-elle très-animée pendant la belle saison. Souvent il y a tant de passagers, qu'il est difficile, même quelques semaines à l'avance, d'obtenir une cabine. Les bâtiments qui font le service direct entre Gothenburg et Copenhague, touchent en passant Warberg ; Särö a un service spécial. Un autre bateau, qui de Gothenburg se rend à Strömstadt, et de là jusqu'en Norwége à Fredrickshall, dessert en passant les ports de Marstrand, Lysekil et Grebbestad. Un dernier service enfin rejoint Gothenburg à Uddevalla, servant en même temps pour les stations de Stenungsön et de Gustafsberg.

Les bains du Kattegat que nous allons décrire en remontant du sud au nord, et dont nous venons d'indiquer les noms, sont les bains par excellence pour ce qui a trait à l'usage de la vase. Par contre, nous aurons à déplorer ici la perte de la riante végétation de la Baltique. En vain l'on chercherait ici ces magnifiques *Skärgarden*, dont nous avons eu l'occasion de parler précédemment ; en vain ces sapins élancés et ces flexibles bouleaux ; l'œil ne rencontre que des rochers et des récifs nus et arides. La vie végétale a complétement disparu sous l'influence dévastatrice des rivalités et des guerres incessantes des Danois et des Suédois. Quelques hirondelles de mer, quelques mouettes, çà et là un phoque paresseux se séchant au soleil, voilà les seuls êtres vivants qui s'offrent à nos regards. Ce spectacle cependant ne laisse pas d'être imposant. Mais on a toujours reproché aux médecins de ne rien savoir que leur art, d'être insensibles aux beautés de la nature ; nous ne prétendons pas faire exception ; coupons donc court à nos descriptions pittoresques et avouons franchement que, après quatre heures de traversée, nous fûmes heureux de mettre de nouveau le pied sur terre ferme et de débarquer à Warberg.

Warberg.

Les personnes sujettes au mal de mer pourraient aussi se rendre par terre de Gothenburg à Warberg. Mais, sans parler des dépenses plus considérables et du temps beaucoup plus long qu'il faudrait consacrer au voyage, nous ne saurions engager personne à se priver d'une traversée intéressante de quatre heures, pour passer une journée entière sur une route déserte où l'on n'entend d'autre son que le bruit des vagues qui viennent se briser sur les récifs de la côte et les cris plaintifs des oiseaux de mer et où, pendant des heures entières, l'œil cherche en vain une demeure humaine autre que les quelques misérables cabanes des pêcheurs riverains. Cette partie de la côte du Halland est le type de la nature du nord, telle qu'on se la représente trop souvent, triste, pauvre et d'une froide monotonie. Mais si la côte présente un aspect si peu attrayant, il n'en est pas de même de l'intérieur des terres et encore moins de la petite ville de Warberg. De loin déjà, longtemps avant d'arriver, on aperçoit l'antique forteresse qui domine et la ville et le port, et qui maintenant a été transformée en établissement pénitencier. C'est là qu'il faut monter, si l'on veut juger de la ville dans son ensemble. La forteresse est comme une muraille destinée à protéger la ville du côté de la mer, car c'est du côté de la terre ferme que se trouvent le port, près duquel est située la maison de bains et au delà la ville avec ses allées d'arbres, ses parcs et le salon de société (*Kursaal* des bains de l'Allemagne). La ville même compte 2000 habitants, auxquels pendant la saison des bains il faut ajouter environ 1000 visiteurs. La température moyenne de l'air varie en été entre 16° et 26° C. ; l'eau, pendant les mois d'été, varie de 14° à 24° C. Les vents dominants sont ceux de l'ouest. Le climat de Warberg a la réputation d'être très-sain ; les maladies épidémiques y sont rares ; ainsi le choléra et la dysenterie qui, dans ces dernières années, ont ravagé la Suède à plusieurs reprises, n'ont pas sévi à Warberg.

Les bains se prennent ordinairement, comme dans tous les autres établissements de la Suède, pendant six semaines, et comme la saison dure du 1ᵉʳ juin au 1ᵉʳ septembre, il y a habituellement chaque année deux séries de baigneurs, les uns du 1ᵉʳ juin au 15 juillet, et les autres de mi-juillet à fin août. La maison des bains est petite et laisse beaucoup à désirer. Outre une chambre destinée spécialement aux pauvres, et dans laquelle la direction est tenue, conformément aux règlements, de donner en été au moins cinq bains gratuits par jour, il n'y a que douze chambres de bains, dont quatre seulement ont des cabinets de toilette à part. Elles ne sont point ici, comme à Marstrand ou Strömstad, organisées pour être complétement submergées, lorsque, au moyen de la douche, on enlève la vase du corps du malade ; cette partie de l'opération se fait ici dans la baignoire. Le patient reste alors quelque temps encore dans cette eau salie de la sorte, ce qui assurément est moins agréable que d'entrer, proprifié soi-même, dans une eau limpide et pure comme cela se pratique généralement en Suède. Il faut bien dire que les bains de vase sont moins fréquemment usités à Warberg que dans d'autres établissements, et que bien des malades n'y viennent que pour les bains de mer ou pour y respirer un air vif et salubre. Ce n'est même que depuis l'année dernière que l'on a découvert à une demi-lieue de la ville la vase dont nous avons fait l'analyse (voy. *Première partie*). Auparavant on la faisait venir de Grebbestad ou de Strömstad.

Un autre inconvénient est qu'il n'y a qu'une baigneuse[1] pour deux chambres et que l'eau pour les douches est pompée par des hommes qui ont de la peine à remplacer les machines des autres établissements. Nous regrettons de devoir signaler les inconvénients que présente Warberg, mais nous ne devons pas oublier que, sous le rapport de la vase, nous avons affaire ici à un établissement naissant et que nous sommes en droit d'espérer, mais. pas encore d'exiger, l'érection d'une nouvelle maison sur le modèle des autres bains du Kattegat.

Par contre, les bains de mer proprement dits sont mieux organisés ici que partout ailleurs en Suède. Nous avons en tout six grands bassins, deux pour les hommes et quatre pour les femmes, dont chacun est pourvu d'une douche Gräfenberg (les réservoirs des douches sont toutefois trop peu élevés). Nous avons en outre remarqué à Warberg une pratique qui pourrait être utile dans d'autres établissements : c'est de frictionner le corps des malades avec le *fucus crispus* et *vesiculosus*, qui croissent en abondance dans ces parages, afin de produire ainsi une irritation et une réaction à la peau plus forte que celle que cause la simple douche. Par contre, l'on ne fait pas ici usage des acalèphes ou méduses, dont nous parlerons à propos de Strömstad.

---

[1] On se rappelle que ce nom désigne les femmes chargées de l'application de la vase.

Un autre avantage que Warberg présente sur Marstrand et Strömstad, c'est de posséder une source abondante d'une eau si pure, qu'elle ne renferme sur 1 livre qu'environ 1,2/10 de grains de substances solides, soit 9 1/2 grains sur une pinte suédoise (la pinte suédoise, *kanna*, est égale à 7 livres 34/100 poids médic.). Cette eau sert à la fabrication d'un grand nombre d'eaux minérales artificielles que, depuis six heures du matin, les malades viennent boire au *Kursaal*. On leur sert ainsi, selon les indications, l'eau de Marienbad (Kreutzer et source Ferdinand), de Selters, d'Eger, d'Ems, de Carlsbad, de Spaa et de Pyrmont (source saline et source ferrugineuse.) On tient de même à la disposition des baigneurs les eaux naturelles de Vichy, Hombourg, Kissingen, Kreuznach, Dryburg, etc. A une demi-lieue de la ville se trouve une source ferrugineuse qui actuellement n'est employée que par les paysans du voisinage.

Qu'on nous permette de passer sous silence le petit hôpital pour les pauvres qui renferme trente-six lits, les leçons de gymnastique suédoise et les nombreuses récréations que l'on trouve à Warberg, telles que concerts, soirées et matinées musicales, parties de pêche et de navigation, etc. Prenons congé du docteur Hammarstedt, médecin des bains, et revenons sur nos pas dans la direction de Gothenburg. A moitié chemin, entre Warberg et cette dernière ville, arrêtons-nous pour visiter la délicieuse petite île de Särö, que nous avions à peine aperçue en venant à Warberg, car notre bateau passait trop au large.

Särö.

Au seul point de vue du touriste voyageur, il vaudrait déjà la peine de passer quelques jours à Särö. Au milieu de cette côte si nue, dévastée, comme nous l'avons vu, ici par les Danois, là par les Suédois, il se trouve un petit îlot privilégié couvert d'une riche végétation. Il semble que Dieu ait voulu par ce frappant contraste montrer l'influence bienfaisante de la paix et du travail. L'on vient de quitter cette nature triste du nord du Halland et l'on se trouve transporté dans un vrai parc anglais. Impossible de rien voir qui, dans son genre bien entendu, surpasse Särö. D'élégantes maisons parsemées dans un bosquet de verdure, de charmants chalets cachés dans des bois de chênes, de pins, de sapins et de bouleaux , le tout encadré dans une mer d'azur sillonnée par de nombreuses embarcations. En faut-il davantage pour arrêter dans cet oasis les pieds du voyageur? Il faut rester une demi-journée au moins couché nonchalamment sur la mousse, à l'ombre d'un de ces arbres séculaires et admirer à satiété cette belle nature avant de songer à faire un pas pour s'orienter dans l'île et et s'enquérir des ressources et des agréments que l'on peut y trouver.

Le son d'une cloche vous arrache à votre douce rêverie, vous suivez , sans y penser, la foule qui se presse et vous vous trouvez bientôt à table avec une nombreuse société, prête à satisfaire aux exigences des lois physiologiques que votre estomac n'aurait pas tardé à vous rappeler si vous étiez resté sourd à l'appel de la cloche. La maison où vous entrez est le restaurant, la salle de bal, le *Kursaal* tout à la fois, en un mot, le centre vers lequel convergent tous les chemins de l'île. Consacrez quelques instants à examiner les visages qui vous entourent. Tous ces gais personnages sont des baigneurs. Ils n'ont pas l'air trop malades, n'est ce pas? Leur excellent appétit, du reste, parle en faveur de leur santé. Ces joyeux convives sont pourtant les habitants des maisons du voisinage. Aussitôt, sans vous rendre compte du pourquoi, votre imagination vous reporte à Hombourg, à Baden-Baden ou dans tel autre de ces lieux enchantés où la mode rassemble chaque année une foule de visiteurs. Vous n'avez pas si mal deviné. Särö, en effet, est le Baden-Baden, l'île de Wight de la Suède, une de ces stations de climat où le changement de vie et la distraction ont plus d'influence sur les malades que les agents thérapeutiques. L'impression médicale que vous emportez de Särö est assez heureusement rendue par ces vers qu'un des meilleurs poëtes français faisait un jour sur Baden-Baden (voy. Alfred de Musset, *Poésies nouvelles*) :

> « Bien entendu , d'ailleurs, que le but du voyage,
> Est de prendre les eaux ; c'est un compte réglé.
> D'eaux, je n'en ai point vu lorsque j'y suis allé ;
> Mais qu'on n'en puisse voir, je n'en mets rien en gage ;
> Je crois même, en honneur, que l'eau du voisinage
> A, quand on l'examine, un petit goût salé. »

Il est une chose cependant que vous aurez remarquée tout de

suite et que vous chercheriez en vain ailleurs qu'en Suède : c'est la vie en commun. Une même table rassemble tous les baigneurs; tous vivent pour ainsi dire de la même manière, et ces habitudes patriarcales vous mettent bientôt à votre aise. Une demi-heure suffit pour que votre voisin soit déjà une vieille connaissance. C'est lui qui, le repas terminé, vous accompagnera dans l'île pour vous installer et vous faire apprécier des avantages sans nombre qu'il a peur d'oublier lui-même dans sa narration.

En visiteur consciencieux, la maison des bains attire tout d'abord votre attention. Mais ici les couleurs du tableau perdent un peu de leur éclat. Vous ne trouvez dans une petite maison, située près du port, que huit chambres de bains aussi simples que possible. A côté d'une grande baignoire en bois verni vous reconnaissez cependant le petit pot destiné à contenir la vase, et la seule pensée du bien que quelques pauvres malades pourront en retirer, vous fait apprécier l'établissement à sa juste valeur. Toutefois, vous vous réjouissez de n'être pas assez malade pour avoir besoin de faire usage d'une vase sur l'excellence de laquelle vous conservez quelques doutes et dont l'analyse est encore à faire. Les bains de mer proprement dits, quoique établis sans luxe, ne laissent rien à désirer. Pour les dames l'on trouve aussi à Särö de petites maisons roulantes comme à Brighton, Dieppe, etc.

Mais l'heure du départ a sonné; vous prenez congé à regret de vos nouveaux amis, vous les saluez du bord du bateau, en disant en même temps un dernier adieu à l'île, et pour empêcher vos impressions de voyage de s'effacer trop rapidement, vous inscrivez sur vos tablettes :

« Si j'étais médecin en Suède, il est trois choses que je trouverais à Särö : les bains chauds pour les rhumatisants, les bains de mer ordinaires pour les constitutions scrofuleuses, et l'air pour les poitrines délicates. A part cela, je n'enverrais à Särö que des malades bien portants. »

Autre part vous lisez encore dans vos notes :

« Si j'étais un heureux habitant de Gothenburg, j'aurais ma campagne à Särö. »

Marstrand.

Deux heures et demie de traversée au milieu des milliers d'îlots et de récifs qui avoisinent la côte du Bohus län suffisent pour aller de Gothenburg à Marstrand. Plus d'une heure avant d'arriver l'on aperçoit déjà, dans un horizon nébuleux, le phare et la forteresse qui dominent la ville. A chaque nouvel îlot que le bateau doit contourner, à chaque nouveau détroit qu'il faut traverser, ce fort de Karlsten, dont l'origine incertaine remonte au moins jusqu'au treizième, peut-être au douzième siècle, et vers lequel nous dirigeons notre route, semble vouloir nous échapper; mais bientôt il est de nouveau devant nous comme pour nous rappeler que malgré l'aridité des récifs qui nous entourent, malgré l'absence complète des moindres traces qui pourraient signaler le passage de l'homme dans ces régions inhabitées, nous ne devons pas tarder à rentrer dans le tourbillon et le mouvement inséparables de toute ville peuplée.

La petite ville de Marstrand est située dans l'île du même nom, entre le 57e et le 58e degré de latitude Nord (57°,52'), par 29°,46' de longitude Est du méridien de Ferrö, à dix kilomètres environ du point le plus rapproché de la terre ferme. Cette petite île n'est qu'un récif de granit et de gneiss dont une faible partie est recouverte de terre végétale. La ville est bâtie du côté de la terre ferme; tournée au levant, elle est protégée par l'arête qui traverse l'île du sud au nord contre les vents de l'ouest et du sud-ouest qui règnent plus du quart de l'année. Sur 1000 jours, le vent du sud-ouest souffle 280 jours.

Le débarcadère se trouve au milieu de la ville, mais c'est en vain qu'en mettant le pied à terre vous cherchez un hôtel ou tel établissement pareil si utile, pour ne pas dire nécessaire au voyageur. Bienheureux alors l'étranger qui entend assez le suédois pour pouvoir se faire renseigner sur les appartements ou les chambres qui peuvent encore être inhabités.

L'absence totale d'un hôtel à Marstrand est un fait que nous devons signaler, espérant que l'on ne tardera pas à y remédier, car bien que l'hospitalité suédoise ne laisse rien à désirer, l'idée seule que tout étranger qui arrive, ne fût-ce même que pour un jour, est forcé d'y avoir recours, est loin de plaire à tout le monde.

Le climat de Marstrand passe en Suède pour être d'une douceur exceptionnelle. Le professeur Huss, dans son intéressant ouvrage intitulé: *Sverges endemiska sjukdomar*, s'étend longuement sur les avantages que présente cette petite île. Il en parle autant d'après son expérience personnelle, que d'après un rapport qui lui fut adressé par le médecin résidant, le docteur Hörlin. Ces détails sont assez importants pour devoir être transcrits ici. « Les changements de température ne sont point si brusques que sur la terre ferme, située en face de l'île ; la température moyenne y est plus élevée, et tout le monde sait que la gelée y commence deux à trois semaines plus tard en automne et qu'il dégèle deux à trois semaines plus tôt au printemps que sur les parties les plus rapprochées de la terre ferme. »

Le docteur Huss continue : « Considérons d'un peu plus près l'influence du climat de Marstrand sur le développement des tubercules dans les poumons ou sur une tuberculose déjà déclarée. Pendant les sept dernières années il n'y a eu qu'un seul cas de mort par suite de phthisie pulmonaire. Actuellement il y a dans l'île cinq malades affectés de cette maladie (population : 550 habitants). Quatre d'entre elles sont sœurs, filles d'une mère qui mourut, il y a plusieurs années, de phthisie pulmonaire : chez elles, la maladie héréditaire se développa d'autant plus facilement qu'elles vivaient pauvrement et dépourvues de vêtements suffisants, dans des appartements étroits et malsains. Les parents et les sœurs de la cinquième personne jouissent encore d'une bonne santé, et la maladie paraît s'être déclarée chez elle spontanément sans prédisposition héréditaire. Nous n'avons pas observé un seul cas de phthisie dans la population aisée de la ville, et nous ne connaissons personne qui paraisse prédisposé à contracter cette maladie. Il en résulte évidemment que le climat de Marstrand non-seulement ne favorise pas chez les indigènes le développement de tubercules pulmonaires, mais plutôt semble s'y opposer. »

Quant à l'influence du climat sur des personnes affectées déjà de tubercules et qui viennent pendant la bonne saison séjourner quelques temps à Marstrand, voici ce que nous apprend le docteur Hörlin :

« Chez les enfants et les jeunes personnes qui ont une disposition à la tuberculose, cette disposition disparaît après un séjour plus ou moins prolongé. Chez les personnes où des tubercules crus étaient déjà formés, les progrès de la maladie ont été enrayés et dans bien des cas on a, après un séjour de deux ou trois mois, constaté, à n'en pas douter, non-seulement un commencement de résorption, mais encore une résorption complète, à tel point du moins que même un examen physique rigoureux ne démontrait plus la moindre trace de la présence des tubercules. Les tubercules sont-ils déjà ramollis, le climat a encore une action sur la durée du ramollissement et sur les symptômes qui l'accompagnent. Moins la maladie a duré, moins elle est dangereuse. De tels malades, lors même qu'ils ne trouvent pas à Marstrand de remède radical, peuvent cependant compter sur quelque amélioration et sur une prolongation de la vie souvent de plusieurs années. Mais lorsque les symptômes hectiques sont déjà déclarés, il arrive que l'état du malade peut s'améliorer quelque peu, cependant plus souvent il ne fait qu'empirer ou demeurer au *statu quo.* »

Après ce résumé des observations du docteur Hörlin, le professeur Huss ajoute :

« Tout médecin suédois qui a eu l'occasion d'envoyer à Marstrand un nombre quelque peu considérable de malades ou prédisposés à la tuberculose pulmonaire ou déjà affectés de cette maladie, confirmera les assertions du docteur Hörlin. »

Il en résulte que pendant les mois d'été, du commencement de juin à la fin de septembre, le climat de Marstrand exercera la meilleure influence sur les personnes affectées de phthisie pulmonaire. En conséquence, l'on pourrait avec raison appeler Marstrand le *Madère* de la Suède [1].

. Aucun étranger n'a jusqu'ici fait l'essai de passer l'hiver dans cette petite île; aussi ne peut-on juger de l'action qu'aurait le climat de Marstrand pendant cette saison.

Nous sommes entré dans tous ces détails afin de bien faire ressortir le caractère particulier de Marstrand. En effet, l'air est ici la chose principale; les bains de mer et l'emploi de la vase, quoique d'un usage journalier, sont, comparativement parlant, des accessoires, mais des accessoires de la plus haute importance. On l'a du reste bien compris, car on vient de construire dans le voisinage immédiat de l'ancienne maison de bains, un établissement qui surpasse tout ce que nous avons vu dans ce genre sur la côte occidentale de la Suède.

Ce nouveau bâtiment est construit en bois comme toutes les maisons de la ville, et cela, prétend-on, en suite d'un ordre su-

---

[1] Huss, *loc. cit.*, p. 52-54.

périeur qui défend, à cause de la forteresse et dans un but straté-
gique, toute construction en pierre. Il s'est fondé une société d'ac-
tionnaires qui dirige tout ce qui a trait au matériel des bains.
L'ancienne maison sera transformée en salon de réunion, avec
deux salles particulières : une pour les messieurs, l'autre pour les
dames.

La moitié du nouveau bâtiment était achevé lorsque nous visi-
tâmes Marstrand. Une pompe à vapeur remplace avec avantage les
six hommes continuellement employés auparavant à alimenter les
réservoirs des douches de l'ancien établissement. Des conduits en
fonte avec robinets en cuivre, bien supérieurs à ce qui existait
jusqu'alors, ont été établis dans toutes les chambres. La distribu-
tion aussi est très-heureuse. Quatre chambres de chaque côté sont
réservées aux bains de vase, une aux bains ordinaires d'eau de
mer chauffée, dans une autre se trouvent toutes les douches locales
qui ne sont pas nécessaires dans chaque chambre. Un cabinet,
enfin. est réservé aux bains de vapeur et à ceux de son, d'ai-
guilles de sapin, etc. Tout le linge est chauffé et séché à la vapeur
dans un appareil *ad hoc*. En un mot, tout est aussi bien organisé
qu'on peut le désirer, suivant les exigences de la civilisation moderne. Il y a, de plus, des bains gratuits pour les pauvres. Outre
les affections de poitrine, les maladies que l'on rencontre princi-
palement à Marstrand, sont les rhumatismes, la goutte. quelques
paralysies, des névralgies et des maladies chroniques de la peau.

Vu l'étendue de l'île et des promenades qui sont assez res-
treintes, le nombre des baigneurs qui pendant la saison affluent à
Marstrand, est très-considérable ; on en a compté dans une année
(trois mois) de 900 à 1000. La fraîcheur due au voisinage de la
mer doit y remplacer les ombrages pendant les grandes chaleurs
de l'été ; il y a des arbres, il est vrai, mais ils sont petits et ché-
tifs. Il n'y a pas dans l'île de bonne eau potable, mais on en trouve
de bonne à quelque distance de là. En résumé, Marstrand est une
des stations les plus importantes de la côte occidentale. Strömstad
seul peut lui faire concurrence.

Mais ce que nous disions en commençant sur le climat de Marstrand, fera sentir la principale différence. Nous verrons plus loin
que Strömstad, d'un autre côté, possède une vase meilleure, et
nous dirons quels sont les malades qui doivent préférer cette der-

nière localité, comme nous avons indiqué ceux qui doivent rester de préférence à Marstrand.

Gustafsberg.

En reprenant notre route vers le nord, nous toucherions successivement Lysekil, Grebbestad, et enfin Strömstad, le but final de notre voyage. Mais nous laisserions à notre droite le charmant établissement de Gustafsberg. Nous regretterions d'autant plus de manquer cette partie du voyage, que le Hakefjord, dans lequel nous devons entrer est un des golfes les plus pittoresques et les plus intéressants de la côte. Ici nous sortons des écueils nus et arides pour retrouver la belle et austère végétation du nord.

Bientôt le bateau s'arrête devant un joli petit hameau. C'est un groupe de maisons élégantes quoique sans luxe, habitations de plaisance, bâties dans la petite île de Stenungsön par de riches particuliers qui viennent ici pendant l'été chercher le repos et la tranquillité tout en prenant des bains de mer.

Mais la vapeur ne nous donne pas le temps de voir davantage ; à peine avons-nous commencé un petit croquis d'un joli paysage, qu'arbres et maisons, rochers et prairies, tout se confond dans un lointain nébuleux, et déjà nous approchons de la petite ville de Uddevalla où nous mettrons de nouveau pied à terre. Uddevalla est une petite cité manufacturière, importante pour la Suède par son exportation ; mais laissons à d'autres le soin des affaires et les intérêts du commerce ; en route pour Gustafsberg.

Heureux le voyageur qui, arrivant seul, inconnu sur la terre étrangère, pourra, comme nous, apprécier à sa juste valeur l'hospitalité telle qu'on l'entend en Scandinavie. Nous profitons de l'occasion qui nous en est offerte pour remercier publiquement de leur excellent accueil les personnes aimables et bienveillantes qui ont bien voulu nous tenir compagnie et nous diriger dans nos recherches. Grâce à leur amabilité, nous avons emporté les plus agréables souvenirs de notre course à Gustafsberg. De tous les bains de la côte ouest de la Suède, aucun n'est si bien situé sans même en excepter Särö, nulle part une plus belle végétation, nulle part une nature plus riante, un sol plus accidenté; aussi un Suédois, en parlant de Gustafsberg, disait : « C'est un petit canton de la Suisse transporté dans nos régions du nord. » Ce qui justifie encore cette comparaison, c'est que nous trouvons ici une source d'eau abondante, limpide et fraîche, telle qu'on n'en rencontre dans aucun des autres bains de la côte et qui rappelle les sources pures des Alpes. Toutefois, pour voir aussi le revers de la médaille, Gustafsberg doit être un peu humide dans les mauvaises années et les saisons pluvieuses. Nous ne l'avons pas trouvé en visitant cet établissement, mais ce qui nous porte à le croire, c'est la présence de quelques plantes qui ordinairement caractérisent plutôt la flore des contrées marécageuses ; mais quel est l'établissement de bains où la cure n'est pas beaucoup meilleure pendant un bel été que pendant une saison humide et pluvieuse ?

Avouons-le toutefois : il est quelques malades que nous n'enverrions pas à Gustafsberg, ce sont ceux qui décidément ont besoin ou d'un air vif ou d'une vase de qualité supérieure; mais Gustafsberg nous plairait autant et mieux même que Warberg, Särö, Lysekil et Grebbestad, surtout si le but principal de la cure est la distraction, le mouvement, le changement de vie, et que les bains ne soient, à proprement parler, qu'un accessoire. Alors rien de mieux que les superbes promenades qui entourent Uddevalla et Gustafsberg. La goutte, le rhumatisme, les constitutions scrofuleuses et débilitées par une cause quelconque peuvent être heureusement modifiés par une cure à Gustafsberg, surtout si les malades font en même temps usage d'une source ferrugineuse (non encore analysée) sortant de terre au centre de l'amas de maisons qui constitue le hameau de Gustafsberg.

Quelques mots encore sur la maison des bains. Pour ce qui est de l'historique de cet établissement, nous renvoyons à la première partie de notre travail, et quant à la vase, nous la passerons sous silence, vu qu'on ne la recueille point sur les lieux, mais qu'on la cherche tous les quinze jours (quelquefois même, *horribile dictu!* trois ou quatre fois seulement de tout un été), près de la petite île d'Engön, à trois milles de Gustafsberg, dans le voisinage de Lysekil.

Les maisons de bains, au nombre de deux, ont été construites en 1813, en remplacement de l'établissement primitif qui datait déjà de 1774. Malheureusement, ce qui en 1813 paraissait presque du luxe, est aujourd'hui bien mesquin, non-seulement aux yeux d'un étranger qui a visité les grands établissements de l'Allemagne, la Bohême, la France, l'Angleterre, etc., mais encore aux yeux de ceux des Suédois, qui n'ont vu que Strömstad ou Marstrand. L'on pourrait donc désirer quelque chose de mieux en fait de bâtiment, cependant les chambres, avec leurs cabinets de toilettes séparés, sont plus que suffisantes, et l'on y retrouve tous les appareils nécessaires pour l'application de la vase et des diverses douches. Il y a six chambres dans l'une des maisons et sept dans l'autre; deux de ces dernières sont destinées à des bains gratuits pour les pauvres.

Les logements sont très-suffisants pour le nombre actuel des baigneurs (qui d'ordinaire est d'environ quatre cents par an), et les propriétaires ne demanderaient pas mieux que de les agrandir si le besoin s'en faisait sentir.

Le restaurant ne laisse rien à désirer, si ce n'est que, ainsi que les bains, on le ferme trop tôt, car on pourrait très-bien rester à Gustafsberg jusqu'au 15 septembre, et plus longtemps encore suivant les années.

Médecin des bains, le docteur Lönner.

Lysekil. Grebbestad.

Avant d'arriver à Strömstad, nous devons mentionner deux établissements, encore dans l'enfance, mais qui sont susceptibles d'acquérir dans peu d'années un plus grand développement; nous voulons parler de Lysekil et Grebbestad. A côté des bains à la mode dans lesquels un besoin très-naturel de distractions, de plaisirs, entraîne toujours un luxe inutile et de fortes dépenses, sans parler de l'influence fâcheuse qu'un pareil genre de vie peut avoir sur la cure de bains proprement dite, à côté, dis-je, de ces bains, nous rencontrons dans tous les pays des stations plus modestes, plus tranquilles, recherchées par les personnes qui ont besoin de repos et ne peuvent, sans se fatiguer, prendre part aux courses à cheval, aux réunions bruyantes, aux bals, pour lesquels les Suédois nous ont paru, même au milieu de l'été, avoir un faible tout particulier.

Ces établissements tranquilles se trouvent également en Suède, ce sont Lysekil et Grebbestad; et ici on aura en outre l'avantage de vivre à des prix plus modiques encore qu'à Marstrand et Strömstad. Ces deux établissements sont aussi très-importants pour les malades des environs, car souvent le moindre voyaye fatigue beaucoup.

Si le gouvernement suédois, imitant l'exemple d'autres États, voulait organiser un établissement spécial à l'usage des pauvres de la côte occidentale ou des villes avoisinantes, une succursale pour ainsi dire, des hôpitaux de Gothenburg, de Wenersborg, etc., nous ne saurions conseiller un meilleur emplacement que Lysekil ou Grebbestad.

La maison des bains de Grebbestad est à peine terminée et répond à toutes les justes exigences des malades. Elle contient sept chambres de bains avec accessoires.

Pour ce qui est de la vase, les détails que nous avons donnés dans la première partie de notre travail, nous dispensent d'en reparler ici.

Strömstad.

Mais il est temps d'arriver au terme du voyage, car nos lecteurs pourraient croire interminables les douze heures que devait durer le trajet entre Gothenburg et Strömstad. Nous passons sous silence Kyrksund, Möllesund, Fjellbacka et tant d'autres lieux importants par la pêche du hareng et du homard, que l'on vient chercher jusqu'ici pour le vendre à Londres ou dans tel autre des grands centres européens.

Quelque temps déjà avant de mettre pied à terre, nous voyons au loin une blanche tour dominer les rochers. C'est le clocher de la célèbre petite ville de Strömstad, et bientôt nous entrons dans le port où la foule des baigneurs se presse pour recevoir, qui, un parent, qui, un ami, ou peut-être simplement pour satisfaire à la curiosité assez naturelle de voir les nouveaux arrivants. Deux ou trois rues tortueuses, formées de maisons de bois très-modestes, vous conduisent au parc, la grande place de la ville, le rendez-vous des promeneurs qui, deux fois par jour, viennent y entendre une assez bonne musique. Le parc, c'est un beau nom pour désigner un square où quelques rangées de petits arbres vous rappellent, même pendant les chaleurs de l'été, que les beaux jours dont vous jouissez ne seront point de longue durée et qu'un hiver triste et rigoureux combat la douce influence des rayons vivifiants du soleil. Mais pour nous, qui n'attendrons pas ici les frimas, l'été du nord nous apparaît dans toute sa gloire.

Les logements ne manquent pas à Strömstad, quoique dans la saison des bains il soit quelquefois nécessaire de s'adresser d'avance au directeur. Les habitants cherchent autant qu'il est en leur pouvoir à prévenir les désirs des baigneurs. Les chambres sont très-simplement meublées, mais propres Quant à la nourriture, on vit en commun, à table d'hôte ou à la carte, dans un restaurant voisin. Les huîtres, le homard et divers poissons de mer abondent tous les jours sur la table, et l'étranger en jouira beaucoup plus que du renne fumé qui, nous le craignons, ne sera pas autant de son goût.

Mais nous voilà logé et restauré, condition essentielle pour conserver, comme dit le poëte : *mens sana in corpore sano*, et recueillir nos observations avec une critique impartiale. Nous cherchons tout d'abord à découvrir le caractère particulier de la ville que, nous l'avouons, nous aurions qualifiée de grand village, si nos informations ne nous avaient appris le contraire. La ville, dit-on, était fortifiée, et il faut le croire, l'histoire en fait foi, mais actuellement elle n'a guère l'air d'une place forte. C'est en vain aussi que nous recherchons dans le port et dans les rues avoisinantes les traces d'un commerce actif; nous ne voyons que promeneurs plus ou moins malades. Strömstad doit toute son importance à ses bains. En général, l'air y est sain, frais et pur. Les maladies endémiques et épidémiques y sont rares, ce qui tient peut-être à ce que la ville, située immédiatement au bord de la mer, est souvent exposée aux vents de l'ouest et du sud-ouest, qui ne laissent pas longtemps l'humidité subsister dans les rues et les places publiques. A quelque distance de la ville, sur le bord du Bojarkil, petit golfe d'où aujourd'hui encore on retire chaque jour la vase destinée aux bains, l'on voit sortir de terre une petite source ferrugineuse complétement abandonnée de nos jours. C'est là que se trouvait l'établissement primitif qui était le seul jusqu'en 1827. La source qui, du reste, n'a aucune importance, est connue sous le nom de *Source du Lion* (*Lejonkällan*). Ce fut en 1827 que l'on construisit la maison des bains, appelée aujourd'hui les *Vieux-Bains*, et qui renferme neuf chambres avec cabinets de toilette chauffés, etc. Mais l'affluence des baigneurs nécessitant une augmentation de place, on éleva en 1843 les *Nouveaux-Bains* (onze chambres avec cabinets, etc.), qui alors étaient un modèle, mais qui aujourd'hui ne supportent pas la comparaison avec Marstrand. Du reste, nous ne doutons pas que dans quelques années on ne suive l'exemple donné par les autres bains de la côte et qu'on ne bâtisse de nouveaux établissements. Car, nous l'avons plusieurs fois répété, nulle part nous n'avons rencontré une vase pareille; aussi Strömstad aura-t-il toujours la spécialité des cas graves, des paralysies, des rhumatismes, des gouttes invétérées et de toutes les diverses manifestations de la diathèse scrophuleuse.

Quant aux bains en pleine mer, ils sont impossibles dans le voisinage immédiat de la côte, à cause des plantes marines et en outre à cause d'un animal appartenant à la classe des rayonnés, un acalèphe, connu sous le nom de *Méduse* (*Medusa capillata*, Linné), fréquent dans les eaux du Kattegat et dont les tentacules produisent sur la peau humaine une vive irritation tout à fait semblable à la brûlure des orties. Il faut donc se résoudre ici, comme à Marstrand ou Grebbestad, à se baigner dans des bassins, vastes à la vérité, mais fermés par des cloisons assez serrées pour arrêter les méduses. Ces bassins, pourvus de douches Gräfenberg, sont au nombre de trois, dont l'un réservé aux dames et aux jeunes enfants. On s'y rend au moyen de petits bateaux ; la traversée est comprise dans le prix des bains.

Quant aux méduses, nous devons ajouter quelques mots, car dans ces dernières années on a commencé d'abord en Norwége, puis en Suède, à en faire un usage thérapeutique, en profitant de leurs propriétés irritantes pour agir sur la peau d'une manière très-énergique. La science a déjà enregistré plusieurs excellents résultats de cette violente médication révulsive, mais les recherches commencent à peine et nous ne voulons pas anticiper sur l'avenir ; cependant, nous devons dire que ce que nous avons vu de l'emploi de ces animaux nous fait espérer que la nature vient de nous livrer un nouveau moyen de combattre avec succès de nombreuses maladies, entre autres diverses affections cutanées. L'action des méduses est purement mécanique et due à la présence, sur les tentacules, d'organes particuliers (organes urticants de Wagner) qui agissent à la manière des ventouses. Il n'y a pas d'action chimique comme chez les cantharides, car, ayant desséché et pulvérisé des méduses et amalgamé cette poudre à un emplâtre ordinaire pareil à celui des emplâtres vésicatoires, nous n'avons pas obtenu la moindre irritation après un temps relativement très-long.

Nous touchons maintenant à la fin de notre travail, car il n'entre pas dans notre plan de parler des parties de pêche ou des nombreuses promenades en bateau que les baigneurs ont occasion de faire. Nous ne pouvons pas davantage essayer de décrire ces pierres druidiques, dont les signes grossiers nous ont conservé des détails du plus haut intérêt sur la vie des peuplades qui, depuis des siècles, ont disparu de la surface de la terre. Nous laissons ce vaste champ ouvert aux investigations des archéologues ; peut-être avons-nous déjà parlé de bien des choses étrangères à notre sujet et que nous aurions pu remplacer avec avantage par des observations plus minutieuses, des analyses plus rigoureuses des faits ; mais il ne faut point perdre de vue la nature du présent travail, destiné à être une esquisse, un guide pour le médecin étranger qui voudrait mettre à la portée de ses malades les ressources importantes de la Suède. C'est aux médecins de ce pays qu'incombe le devoir de publier l'histoire des maladies et des résultats obtenus par l'emploi de la vase.

Nous devons cependant ajouter quelques mots sur la moyenne de la température pendant la saison des bains, car l'on se figure souvent à l'étranger que l'été même doit être froid ou du moins très-frais à une latitude si élevée. Si nous avons attendu d'être à Strömstad pour aborder cette question de température, c'est que de tous les bains que nous devions décrire, c'est Strömstad qui est situé le plus au nord, et que, par conséquent, on pouvait s'attendre à y trouver un abaissement sensible de la température moyenne. A Strömstad donc, du 10 au 27 août 1859, soit pendant dix-huit jours, non point pendant les jours caniculaires, mais presque jusqu'au commencement de septembre, une série d'observations exactes nous a fourni la moyenne suivante[1] :

+ 19° C. à six heures du matin, 22° 1/2 C. à six heures du soir ; + 24° 1/2 C. à midi et + 19° 1/2 C. à neuf heures du soir.

On le voit, les craintes que le climat pourrait donner aux médecins étrangers tombent devant l'observation.

Nos descriptions, nous l'espérons, reposant sur une étude personnelle des faits et des localités, montrant également les avantages et les inconvénients de la méthode en général et de chaque bain en particulier, ne seront que l'expression de l'exacte vérité; nulle part nous ne croyons avoir accordé trop facilement une approbation complaisante ou refusé une critique nécessaire ou du moins utile. C'est donc avec la confiance qui résulte de la conviction personnelle que nous engageons les médecins à suivre les conseils contenus dans le présent travail. C'est avec la même assurance que nous croyons pouvoir promettre aux malades qui viendront ranimer leurs forces chancelantes dans les eaux et la vase vivifiantes du Kattegat, ou respirer l'air pur du *Madère de la Suède*, une hospitalité, un accueil vraiment suédois.

[1] La moyenne ci-dessus est le résumé des observations suivantes :

Août 1859.	6 h. matin.	Midi.	6 h. soir.	9 h. soir.
Le 10. . . .	16°	22°	21°	20°
Le 11. . . .	17 1/2	19	—	—
Le 12. . . .	17 1/2	25	31	20
Le 13. . . .	22	29	22 1/2	20
Le 14. . . .	17 1/2	—	—	—
Le 15. . . .	18 1/2	22 1/2	22	20
Le 16. . . .	19	25	—	—
Le 17. . . .	21	29	23 1/2	20
Le 18. . . .	19	25	22	18 1/2
Le 19. . . .	18 1/2	—	—	—
Le 20. . . .	19	27 1/2	23	18 1/2
Le 21. . . .	19	—	—	—
Le 22. . . .	20	29	24	19
Le 23. . . .	18 1/2	23	—	—
Le 24. . . .	19	23	20	18 1/2
Le 25. . . .	20	24	21	20
Le 26. . . .	19	22	18	19
Le 27. . . .	20	—	—	—

TABLE DES MATIÈRES.

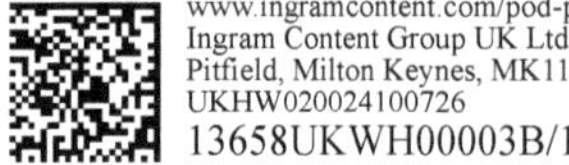